Sexualidade e Câncer de Mama

CB031193

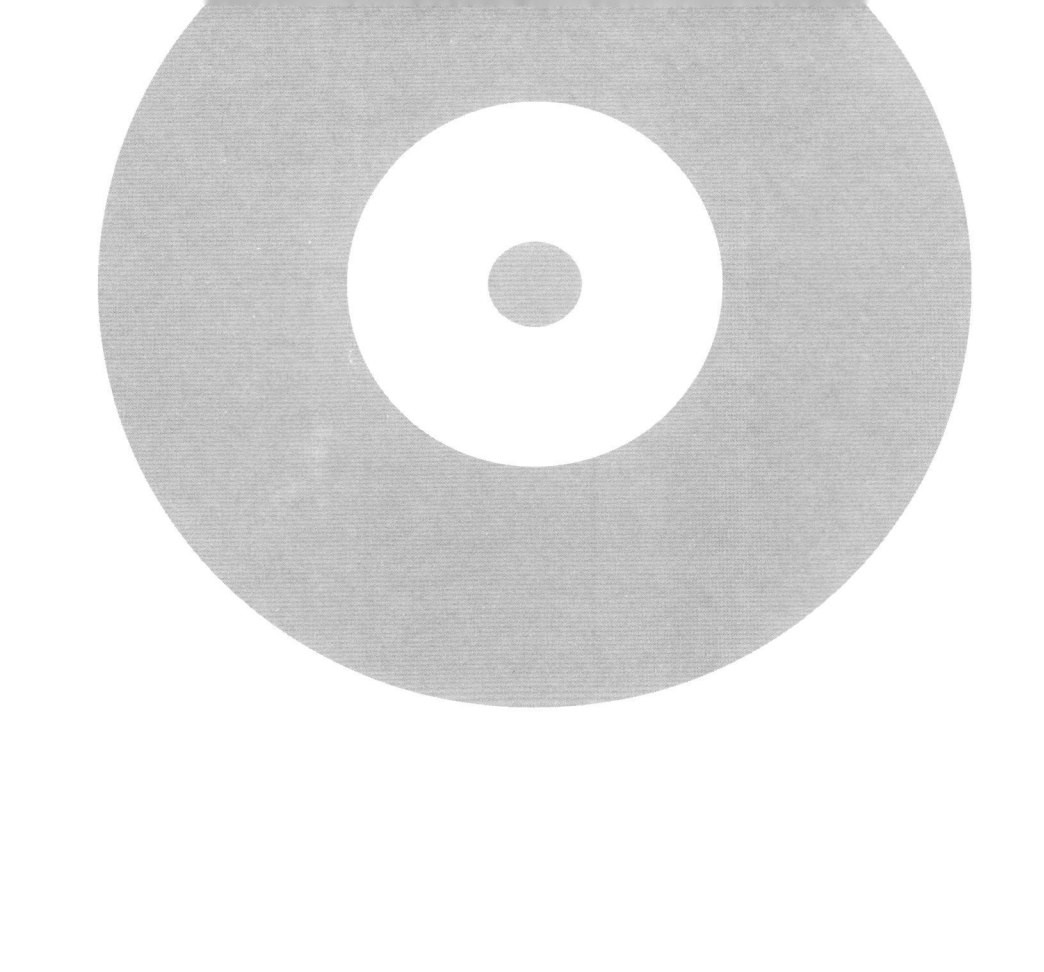

Marcos Desidério Ricci
Aline Ambrósio

Sexualidade e Câncer de Mama

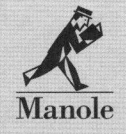

Manole

© 2019 Editora Manole Ltda. por meio de contrato de coedição com os autores.

Minha Editora é um selo editorial Manole Conteúdo.

Editora Gestora: Sônia Midori Fujiyoshi
Editora: Cristiana Gonzaga S. Corrêa
Coordenação e Produção Editorial: Visão Editorial
Projeto gráfico e Diagramação: Visão Editorial
Capa: Sopros Design
Ilustrações de miolo: André Terra Soares Ribeiro

CIP-BRASIL. CATALOGAÇÃO NA PUBLICAÇÃO
SINDICATO NACIONAL DOS EDITORES DE LIVROS, RJ

R379s

Ricci, Marcos Desidério
  Sexualidade e câncer de mama / Marcos Desidério Ricci, Aline Ambrósio. - 1.
ed. - Barueri [SP] : Manole, 2019.
  144 p. ; 23 cm.

  Inclui bibliografia
  ISBN 9788578683634

  1. Mamas - Câncer - Cirurgia. 2. Câncer - Mamas - Aspectos psicológicos. 3.
Mulheres - Comportamento sexual. I. Ambrósio, Aline. II. Título.

| 19-55047 | CDD: 616.99449 |
| | CDU: 618.19-006 |

Meri Gleice Rodrigues de Souza – Bibliotecária CRB-7/6439

1ª edição – 2019

Editora Manole Ltda.
Avenida Ceci, 672 – Tamboré
06460-120 – Barueri – SP – Brasil
Tel.: (11) 4196-6000
www.manole.com.br | http://atendimento.manole.com.br
Impresso no Brasil | *Printed in Brazil*

São de responsabilidade dos autores as informações contidas nesta obra.

Ao prof. Edmund Chada Baracat, que me acolheu e incentivou com retidão na Faculdade de Medicina da Universidade de São Paulo, demonstrando exemplo de capacidade e compromisso com o ensino. Ao prof. José Roberto Filassi, companheiro, a quem devoto minha mais sincera gratidão.

Ao prof. Jose Aristodemo Pinotti (*in memoriam*), meu eterno mestre.

Marcos Desidério Ricci

Ao prof. Claudio Kemp (*in memoriam*), que foi meu mestre na Mastologia da Universidade Federal de São Paulo, com quem convivi no consultório, presenciando a arte de cuidar do paciente como um ser integrado, sempre com um olhar amoroso.

À prof. Carmita Abdo, que dirige de forma primorosa a especialização em Sexualidade Humana na Universidade de São Paulo, sou grata por todo o aprendizado adquirido.

À prof. Maria Salete Abrão Nunes, coordenadora do Curso Introdução à Psicanálise, no Instituto Sedes Sapientiae, que me iniciou na arte da escuta clínica, minha grande incentivadora na continuidade de meus estudos em Psicologia.

Aline Ambrósio

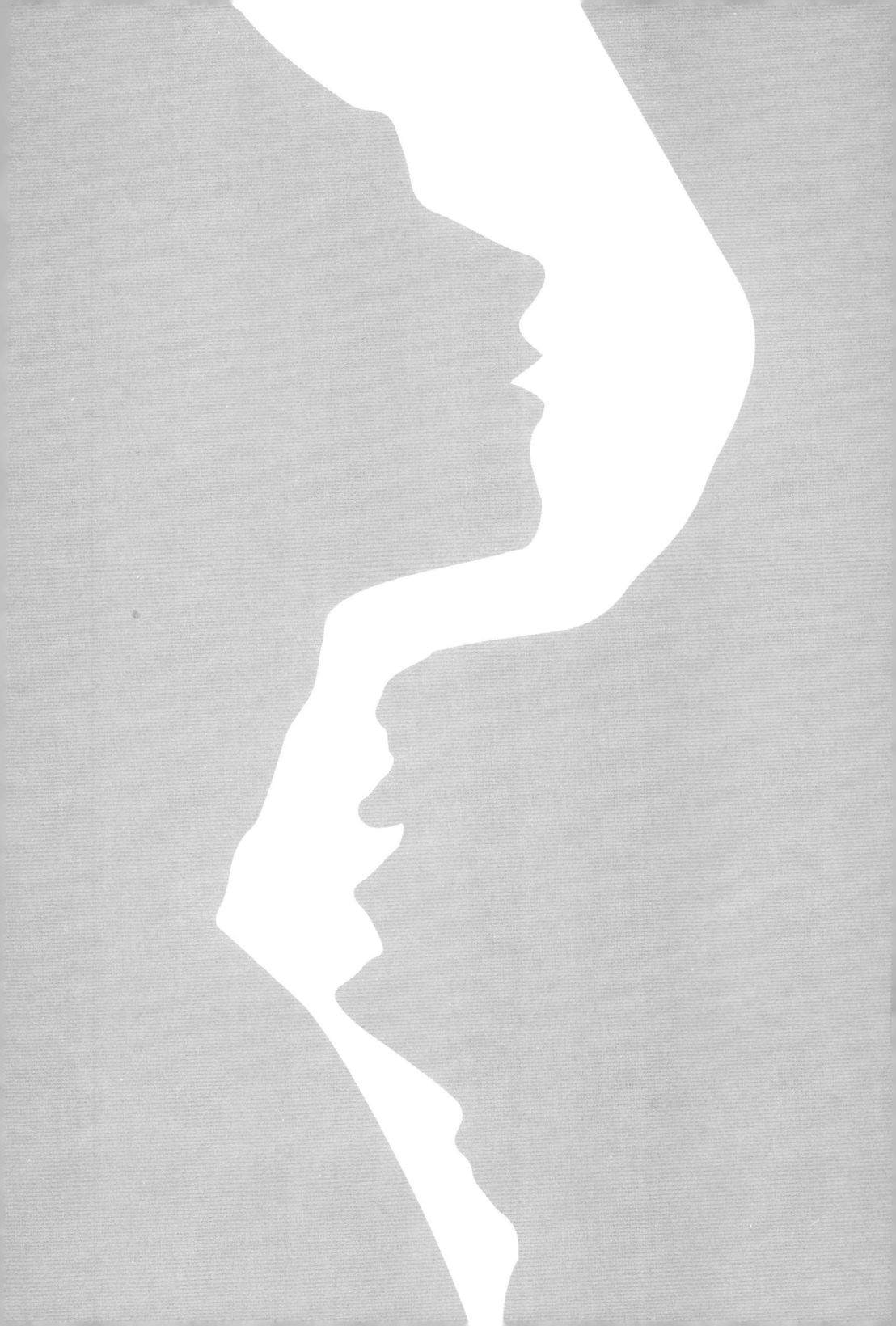

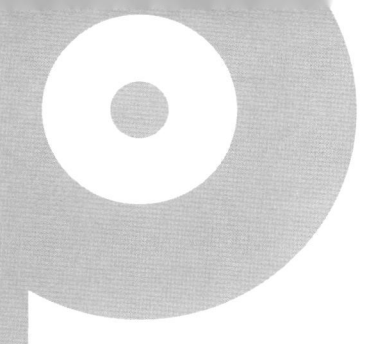

AUTORES

MARCOS DESIDÉRIO RICCI

Mestre, Doutor e Professor Livre-docente pela Faculdade de Medicina da Universidade de São Paulo (FMUSP). Especialista em Ginecologia e Obstetrícia pela Associação Médica Brasileira (AMB) e pelo Conselho Federal de Medicina (CFM). Especialista em Mastologia e Especialista em Cancerologia Cirúrgica pela AMB e pelo CFM.

ALINE AMBRÓSIO

Graduada pela Escola Paulista de Medicina da Universidade Federal de São Paulo (EPM-Unifesp), com Residência em Ginecologia e Obstetrícia. Mestre em Medicina pela Disciplina de Mastologia do Departamento de Ginecologia da EPM-Unifesp. Especialista em Sexualidade Humana pela Universidade de São Paulo (USP). Terapeuta sexual. Membro da Federação Brasileira das Associações de Ginecologia e Obstetrícia (Febrasgo), da Sociedade de Obstetrícia e Ginecologia do Estado de São Paulo (Sogesp), da American College of Obstetricians and Gynecologists (ACOG), da Sociedade Latinoamericana de Medicina Sexual (SLAMS) e da Sociedade Internacional de Medicina Sexual (ISSM).

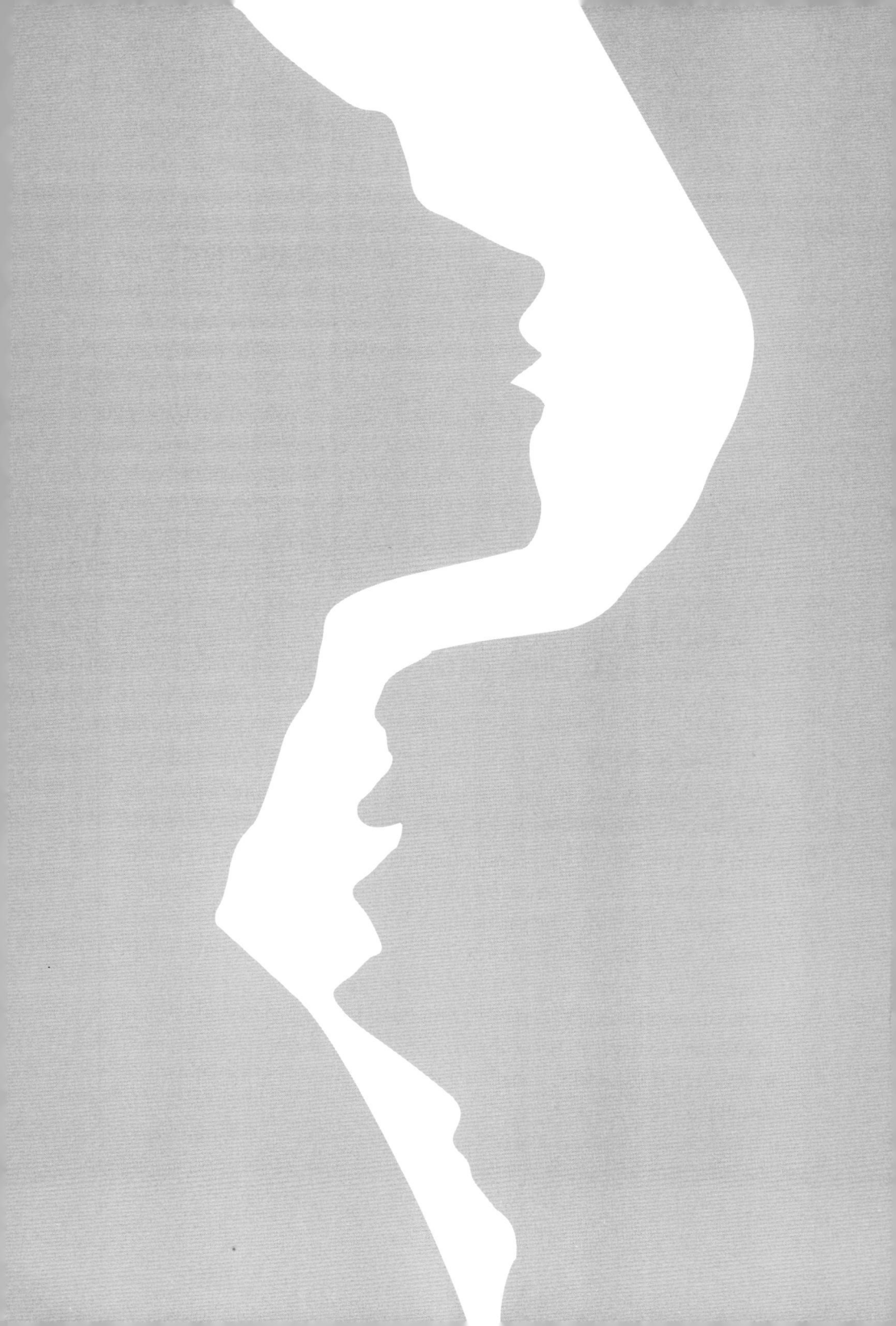

PREFÁCIO

De acordo com a Organização Mundial da Saúde (OMS), saúde sexual foi definida como "o estado de bem-estar físico, emocional e social relacionado à sexualidade". Consequentemente, a saúde sexual não é simplesmente a ausência de doença e de disfunção ou a incapacidade sexual, mas, sim, um direito que deve ser plenamente respeitado, protegido e exercido.

Ao receberem o diagnóstico de câncer de mama, as mulheres respondem com diferentes graus de ansiedade e de angústia e também com dúvidas sobre o tratamento. São questões acerca de sequelas, como alterações corpóreas (mutilações, funções sexuais e perda de cabelos e cílios). Mesmo quando o tratamento mamário é minimamente invasivo, muitas mulheres temem não reconhecer o próprio corpo depois da cirurgia. Após a conclusão do tratamento, o estresse psicossocial passa a se associar ao medo de recidiva tumoral e de morte e, simultaneamente, ao planejamento de seu futuro. Sem dúvida, é comumente esperado algum grau de angústia em resposta ao câncer de mama, mas as pacientes psicologicamente saudáveis recuperam-se gradativamente após o tratamento.

Olhar-se no espelho é difícil. É inevitável a comparação entre o antes e o depois. Qualquer alteração física cria enorme amplitude de significado por ter sido decorrente do "terrível" câncer de mama.

A culpa pelo seu aparecimento recria um romance policial quando a mulher se pergunta: "Quem foi o culpado?". Em seguida, pensa: "Não tenho histórico familiar, faço atividade física, sempre me alimentei adequadamente, tive filhos, amamentei, etc., e agora estou com câncer de mama! Por quê?".

Do ponto de vista científico, no que diz respeito ao histórico familiar, ele não está presente em 85% das mulheres acometidas. A maioria dos casos é esporádica, ou seja, não está relacionada a qualquer fator de risco conhecido. Todos os fatores de risco conhecidos são de base populacional, em que são levados em conta milhões de mulheres, como será discutido no capítulo concernente. Isso significa que tais fatores de risco são desprezíveis ou irrelevantes? Obviamente não, quando se considera a população de um país ou estado.

Recentemente, no segundo semestre de 2017, foi publicado um artigo na renomada revista *New England Journal of Medicine* (NEJM) sobre a associação do uso de anticoncepcional hormonal e o risco de desenvolvimento do câncer de mama, englobando 1,8 milhão de mulheres residentes em Copenhague, na Dinamarca, na faixa etária de 15 a 49 anos. O risco relativo estimado foi de 1,20. O que isso significa em níveis absolutos? Constatou-se que, a cada 7.690 mulheres que utilizaram anticoncepcional, apenas uma delas terá diagnóstico de câncer de mama em virtude do uso deste *versus* nenhum caso dentre as 7.690 mulheres que serviram de controle e não fizeram uso do anticoncepcional. Isso quer dizer que, dentre as 7.690 mulheres que não fizeram uso de anticoncepcional, nenhuma delas terá câncer de mama? Não. Elas poderão ter câncer de mama esporádico ou decorrente de qualquer outro fator de risco que não seja o anticoncepcional.

Levar uma vida saudável realmente diminui o risco de câncer quando se faz uma análise estatística de grandes populações. No entanto, quando há o diagnóstico, não se pode dizer que um ou outro fator de risco foi determinante, exceto nos casos de fatores relacionados a mutações genéticas específicas. Portanto, ninguém deve se responsabilizar, de fato, pelo câncer. Deve-se levar uma vida saudável a fim de garantir, sim, uma menor ocorrência de doenças relacionadas a fatores nutricionais e comportamentais.

Vale ressaltar que estresse e depressão não são considerados fatores de risco para câncer de mama. Portanto, é preciso esquecê-los nesse contexto.

Em relação aos exames de rotina, as mulheres questionam se faz diferença realizar mamografia anualmente ou ter um resultado normal em um exame. A resposta é que a mamografia, a ultrassonografia e a ressonância magnética não previnem o aparecimento do câncer de mama, elas apenas favorecem o diagnóstico precoce. Algumas instituições bem-conceituadas de países desenvolvidos recomendam a primeira mamografia aos 50 anos de idade, com intervalos de dois anos. A densidade mamária – quantidade de glândula em relação ao tecido gorduroso – pode diminuir a sensibilidade de detecção do câncer de mama em qualquer um desses exames citados. Portanto, há diversos motivos relacionados ao seu aparecimento. Não se deve angustiar procurando por um deles. A recomendação é dar um passo adiante e focar as atenções no tratamento.

Nos casos em que a mulher é casada, geralmente ela receia que as modificações físicas e de humor decorrentes do tratamento possam causar a rejeição física por parte de sua parceria, culminando com o distanciamento do casal. É notório que, quando pessoas se apaixonam, quando realmente se amam, quando se desejam mais que a qualquer outra pessoa e se escolheram como parceria, seu amor e seu fascínio não serão diminuídos por um tratamento de câncer de mama, qualquer que seja o escolhido para a paciente. Amar vai muito além da aparência física; é gostar de ouvir a voz da mulher amada, é encantar-se com seus gestos e seus movimentos, é passar minutos em silêncio desfrutando da paz enquanto percorre seu rosto com os olhos e toca o rostilho para viver ao seu lado. A parceria com essas virtudes aprecia repousar na pele da mulher e conversar sobre seus erros e acertos ao final do dia.

Essa parceria continuará amando sua mulher, mesmo após o diagnóstico e o tratamento do câncer de mama.

A mulher culpa-se em demasia pela doença, tem medo do início de cada fase do tratamento, rejeita o próprio corpo e tem medo de se expor. Cada uma das etapas acarreta inúmeras perguntas que se repetem subconscientemente várias vezes ao dia. Por mais que negue, a mulher insiste que sua parceria vai deixar de amá-la e rejeitar seu corpo. Por sua vez, esta também merece um tratamento para acompanhar o estresse, visto que fica exposta a repetitivas perguntas que não consegue responder. Ademais, sofre por amar essa mulher, pode não querer tocá-la em respeito ao seu estado ou por ter medo da rejeição. Já o médico, por mais tentativas que faça, pouco consegue responder, tranquilizar e levar a paz definitiva para ambas.

Sem dúvida, são muitos aspectos para serem refletidos quanto discutimos o câncer de mama. Este livro explicita a doença e as modificações pertinentes, com foco na sexualidade. Ao final, esperamos que o casal entenda e enfrente a situação da melhor forma possível. As mulheres solteiras ou sem parcerias atuais sofrem pela menor expectativa de voltar a conhecer ou ter seu primeiro amor. O câncer não mudará sua essência, responsável pela atração que exerce em outras pessoas. Para isso, basta sair vencedora de um mal que tem tanta chance de cura.

Os autores

SUMÁRIO

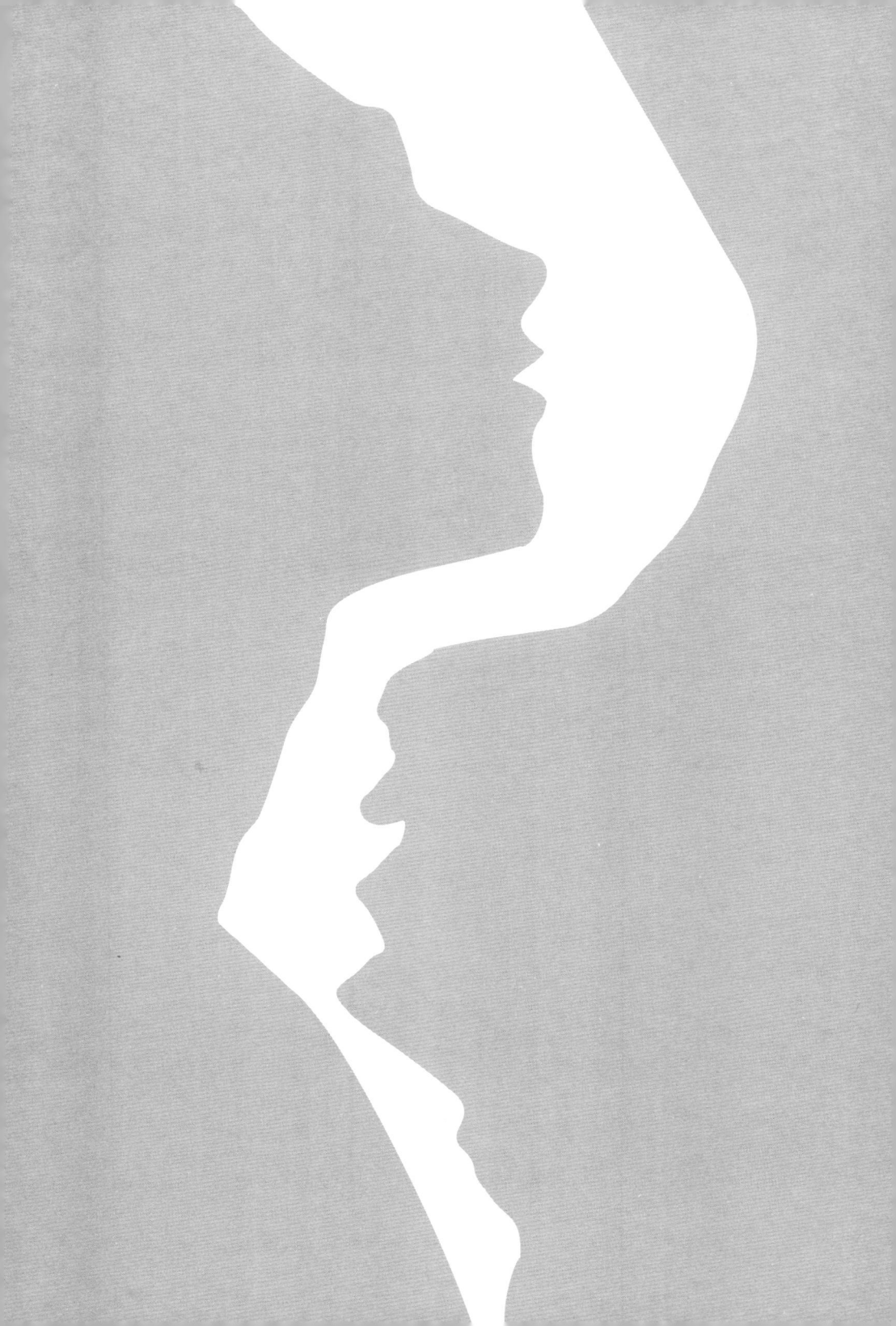

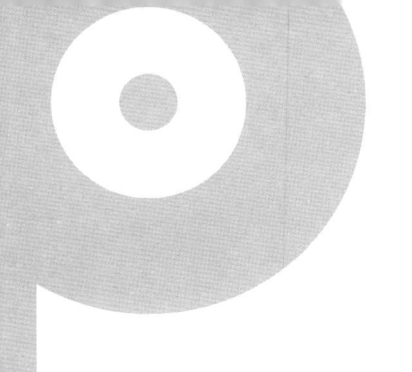

MENSAGEM DOS AUTORES PARA PACIENTES COM CÂNCER DE MAMA

Nós, autores deste livro, queremos dar uma mensagem a todas as pacientes com câncer de mama.

Sugerimos que você leia com atenção todos os capítulos deste livro e considere os pontos expostos a seguir, para que seu coração se acalme da melhor maneira possível. É esse o objetivo central desta publicação.

Antes de continuar lendo este livro e visando efetivamente ao resultado esperado com o tratamento, reflita sobre algumas questões:

- O sexo é importante no seu relacionamento conjugal?
- Deseja manter atividade sexual não prazerosa por medo de ser abandonada por sua parceria?
- Você dá mais importância ao prazer da parceria do que ao seu?
- A vida sexual antes do diagnóstico e do tratamento do câncer era muito superior à atual?

Essas questões são elementos centrais da sua percepção do câncer de mama no que diz respeito à sexualidade. São exatamente esses elementos que inspiraram a elaboração deste livro.

Ademais, para ajudá-la a promover uma boa saúde sexual, gostaríamos de elucidar algumas emoções comuns enfrentadas pela paciente em relação a sua sexualidade:

1. Raiva: talvez você se sinta zangada por ter câncer, e esse tipo de sentimento pode afetar sua vida, incluindo a sua sexualidade.
2. Ansiedade: é possível que você fique ansiosa ao pensar em voltar a fazer sexo após o tratamento de câncer. É comum a sexualidade estar prejudicada em razão de você se achar menos atraente que antes e estar insegura sobre o seu desempenho, com medo de ser tocada e com receio de que a relação sexual seja dolorosa. Se for casada ou estiver em união estável, pode estar preocupada em como sua parceria a verá nua ou em não satisfazer o prazer dela como antes. Se você é solteira, pode se sentir ansiosa por se envolver em um novo relacionamento.
3. Medo: você pode se inquietar com o fato de que os outros irão evitá-la ou rejeitá-la quando virem que seu corpo mudou. Por vezes, você não se imaginará tendo novamente uma vida sexual normal.
4. Culpa: esse sentimento envolve um complicado paradoxo, visto que você pode achar que deveria estar agradecida pelo tratamento do câncer em vez de se sentir culpada por pensar em suas necessidades sexuais.
5. Vergonha: possivelmente você se sentirá envergonhada pelas mudanças que afetam a sua sexualidade, por sua aparência ou pela forma como seu corpo funciona depois do câncer de mama.
6. Depressão: os sintomas da depressão podem incluir tristeza, irritação ou ansiedade, insônia ou sonolência, perda do interesse em atividades que você desfrutava anteriormente, falta de apetite e menor interesse em sexo.

Essas emoções podem afetar sua autoestima, sua sexualidade e sua atitude em relação à intimidade. Por outro lado, essa lista pode ajudar a mulher a falar sobre como ela se sente com alguém em quem confia, como sua parceria, um profissional de saúde ou outra pessoa que sofreu câncer.

Também tenha certeza de que muitas outras mulheres compartilham do mesmo sofrimento que o seu. Será muito benéfico se você conversar, compartilhar, dialogar e exteriorizar todos os sentimentos, emoções e dúvidas.

Por fim, confie que tudo vai melhorar e voltar ao ciclo de vida normal.

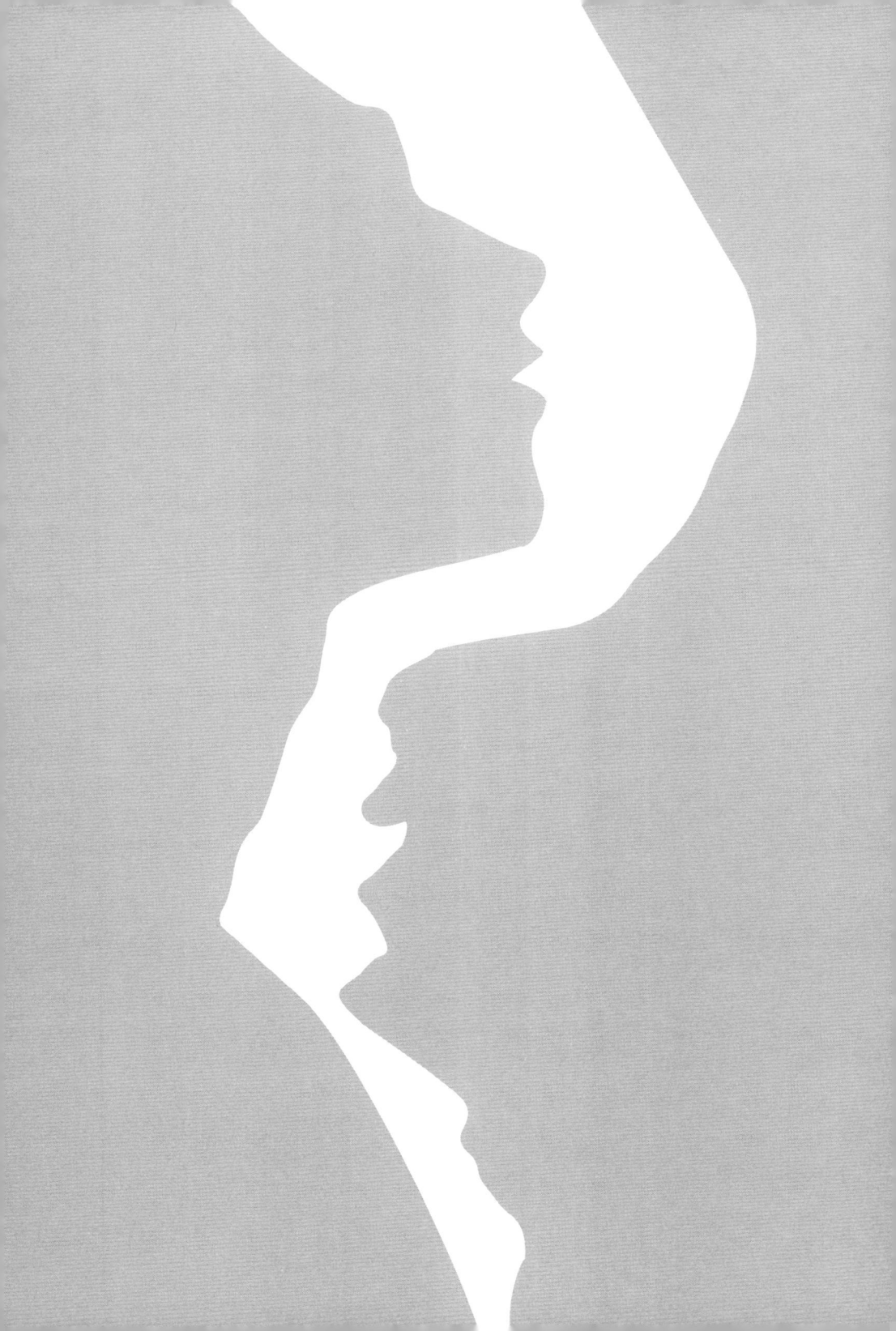

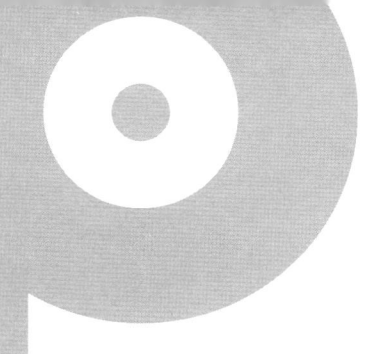

INTRODUÇÃO

O câncer de mama contempla uma série de tratamentos objetivando sua cura. Dependendo das várias características clínicas, anatomopatológicas, imuno-histoquímicas e genéticas do indivíduo, os tratamentos contra o câncer de mama podem incluir cirurgia, radioterapia, quimioterapia, terapia monoclonal (imunoterapia) e terapia adjuvante endócrina. Esse espectro de modalidades terapêuticas pode causar, nas mulheres acometidas, alterações físicas, como perda de cabelo (alopecia), perda ou modificação no aspecto das mamas, linfedema de membro superior (na enorme maioria dos casos, de forma bem discreta), alterações na cor e na textura da pele, insuficiência ovariana, ressecamento e dor vaginal, ondas de calor e ganho ou perda de peso. Essas alterações físicas muitas vezes geram alterações emocionais, como depressão, sentimentos de vulnerabilidade, perda de autoestima e, sobretudo, perda da feminilidade.

O tratamento cirúrgico também afeta a função sexual da mulher em maior ou menor grau, dependendo, muitas vezes, do tipo de intervenção, da mais à menos radical: mastectomia, cirurgia conservadora de mama (quadrantectomia) e remoção total dos linfonodos axilares ou parcial por meio da biópsia do linfonodo sentinela. Sem dúvida, quanto maior a radicalidade ou a complexidade da cirurgia, maior o impacto sobre a sexualidade, mas é igualmente importante o grau de envolvimento e de esclarecimento da paciente na decisão do tipo de cirurgia. Também é considerada parte do tratamento a reconstrução mamária.

Um estudo de Aerts et al. (2014) demonstrou que pacientes submetidas à mastectomia (remoção total da mama) relatam mais disfunções sexuais e problemas de desejo sexual, excitação e orgasmo do que aquelas submetidas a cirurgias conservadoras, como tumorectomia (remoção apenas do tumor e de um pouco de tecido mamário), ou à quadrantectomia (remoção de 1/4 da mama). O linfedema (acúmulo de líquido linfático) de membro superior normalmente é discreto e de difícil percepção ao exame clínico simples, ocorrendo em cerca de 30% das pacientes que foram submetidas à remoção dos linfonodos axilares e em 3% daquelas submetidas à biópsia do linfonodo sentinela, sendo perceptível apenas após rigorosa aferição da circunferência do punho e antebraço.

Embora a reconstrução mamária permita a restauração estética, a sexualidade ainda pode ser comprometida em razão da perda de sensibilidade da mama. A reconstrução pode ser realizada tanto em pacientes submetidas à mastectomia quanto a cirurgias conservadoras ou quadrantectomias.

A saúde sexual pode ser também comprometida após a quimioterapia e o tratamento endócrino adjuvante, especialmente quando são utilizados inibidores da aromatase, visto que podem causar hipoestrogenismo e atrofia da mucosa vaginal. A radioterapia, que é realizada em todas as pacientes que realizam cirurgia conservadora, e em casos selecionados de mulheres submetidas à mastectomia, pode causar fadiga, espessamento e escurecimento da pele, além de assimetria mamária, também afetando a saúde sexual. Além disso, em alguma fase do tratamento ou mesmo após seu término, muitas pacientes necessitam fazer uso de antidepressivos que, dependendo do escolhido, podem interferir no desejo sexual.

Esse breve panorama expressa que as disfunções sexuais são problemas frequentes nas mulheres com câncer de mama, em particular nos primeiros meses ou anos após o início do tratamento.

Um ponto a ser destacado é que, apesar de os registros da literatura médica associarem o diagnóstico e o início do tratamento do câncer a disfunções sexuais, um erro frequente de metodologia desses estudos é não considerar as disfunções sexuais preexistentes ao diagnóstico do câncer. Assim, os resultados desses estudos registram a ocorrência de disfunção sexual decorrente do tratamento, mas a maioria não os compara com as disfunções preexistentes. O diagnóstico e o tratamento do câncer de mama realmente afetam, ao menos inicialmente, a qualidade sexual da paciente ou pode piorar uma condição já desfavorável. De acordo com publicações acerca do tema, as disfunções sexuais acometem 25 a 66% das pacientes que fazem tratamento para câncer de mama, sendo os problemas mais frequentes, em ordem de ocorrência: diminuição do interesse sexual (49%), dispareunia ou dor na relação sexual (35 a 38%), diminuição da libido (10 a 14%), diminuição da excitação (5%) e diminuição do orgasmo (5%).

Se as disfunções sexuais pregressas ao diagnóstico do câncer podem ser um fator de confusão quando se responsabiliza o tratamento por essas queixas, de igual importância é a idade da mulher ao diagnóstico do câncer. Muitas pacientes descobrem que têm câncer de mama entre 45 e 65 anos de idade, justamente a faixa etária em que ocorrem o climatério e a menopausa, ou seja, quando o corpo feminino está parando de produzir os hormônios estrogênio e progesterona e, consequentemente, sofrendo todas as mudanças físicas e psíquicas decorrentes da deficiência hormonal.

A saber, climatério é o período da vida biológica da mulher que marca a transição do período reprodutivo para o não reprodutivo. Nesse intervalo de tempo ocorre a menopausa, que se estabelece após doze meses da última menstruação espontânea. Nessas fases, o corpo feminino está se preparando para encerrar os ciclos menstruais e ovulatórios, deixando de produzir os hormônios pertinentes.

Quando uma mulher tem o diagnóstico de câncer de mama e está em tratamento durante essa fase da vida biológica, é extremamente comum que as queixas relacionadas ao climatério e à menopausa sejam relacionadas ao tratamento do câncer.

Para elucidar melhor esse cenário, há de se considerar três aspectos. (1) O pilar do tratamento dos sinais e sintomas da menopausa é a reposição estrogênica e, algumas vezes, androgênica. (2) A terapia endócrina usada para o tratamento do câncer bloqueia ainda mais a produção estrogênica, além de desencadear um trauma psíquico que permanece durante todo o tratamento. (3) Muitas vezes, a mulher com câncer de mama que está no climatério não pode receber terapia de reposição hormonal, em razão do tratamento do câncer. Nessa situação, é comum a paciente atribuir toda a sucessão de queixas do diagnóstico e tratamento do câncer exclusivamente a ele, desconsiderando a fase peculiar pela qual está passando. A paciente confunde a origem dos sinais e sintomas, que incluem fenômenos neurofisiológicos, como ondas de calor, tristeza e depressão, além das disfunções sexuais hipoativas, atrofia genital e aumento da cintura abdominal, depreciando assim sua imagem corporal.

Claramente, o câncer de mama e seu tratamento produzem sequelas físicas que afetam a imagem corporal da mulher. No entanto, as preocupações de relacionamento, depressão e aumento da idade são influências importantes no desenvolvimento da disfunção sexual nessas pacientes. Por esses motivos, as intervenções psicológicas, como psicoterapia breve e terapia cognitivo-comportamental, podem melhorar a qualidade de vida, o bem-estar e a saúde sexual da mulher com câncer de mama.

Com o objetivo de ajudar as mulheres a enfrentar esse processo complexo da melhor forma possível, este livro fornece informações valiosas e úteis tanto para as pacientes com câncer de mama como para suas parcerias, cuidadores e familiares.

LITERATURA CONSULTADA

Aerts L, Christiaens MR, Enzlin P, Neven P, Amant F. Sexual functioning in women after mastectomy versus breast conserving therapy for early-stage breast cancer: a prospective controlled study. Breast. 2014; 23(5):629-36.

Cancer Council Australia. Sexuality, intimacy and cancer: a guide for people with cancer and their partners. Sidney: Cancer Council Australia, 2016.

Casellas-Grau A, Font A, Vives J. Positive psychology interventions in breast cancer. A systematic review. Psychooncology. 2014; 23(1):9-19.

Mendoza N, Molero F, Criado F, Cornellana MJ, González E. Sexuality In Breast Cancer Survivors Group. Sexual health after breast cancer: recommendations from the Spanish Menopause Society, Federación Española de Sociedades de Sexología, Sociedad Española de Médicos de Atención Primaria and Sociedad Española de Oncología Médica. Maturitas. 2017; 105:126-31.

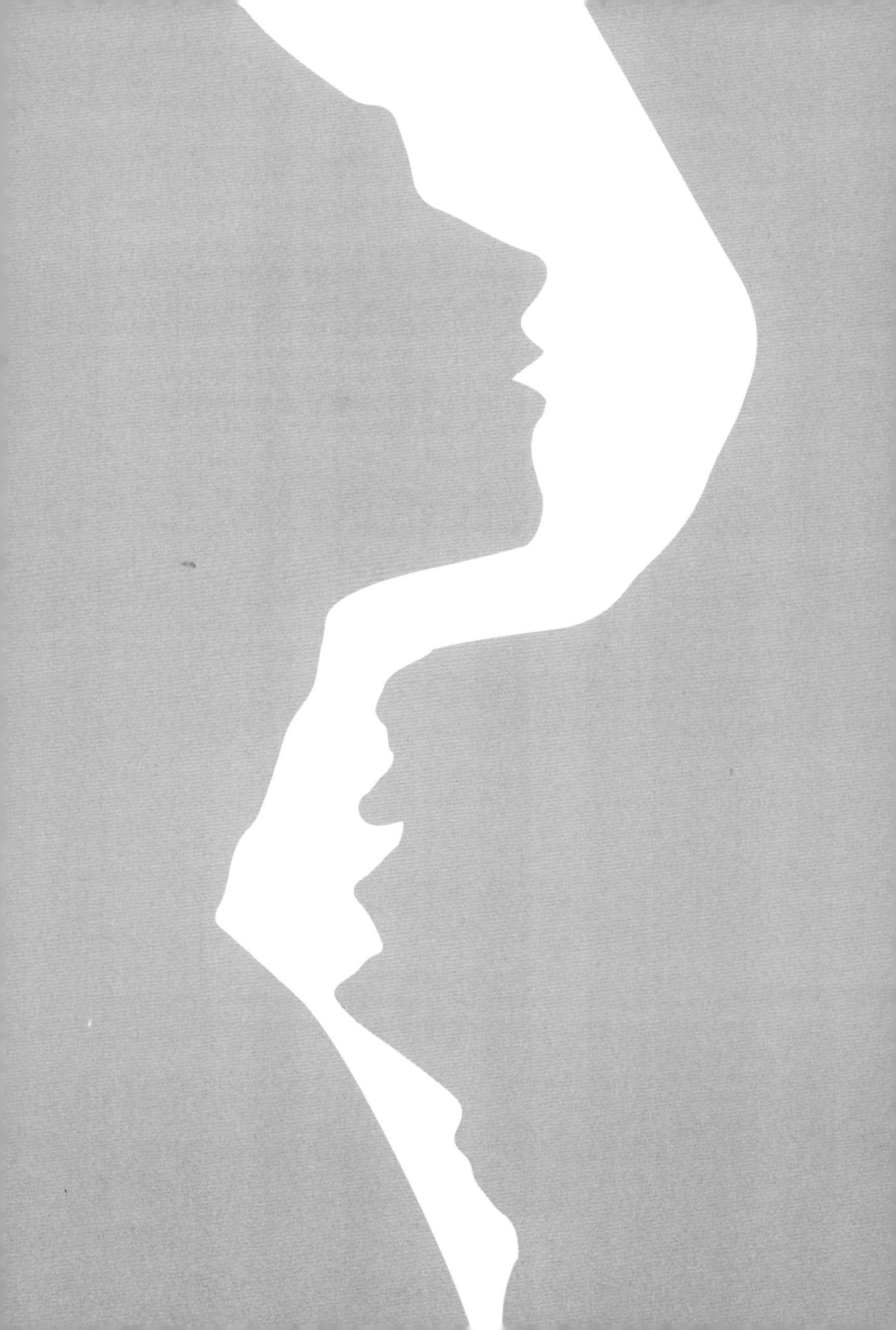

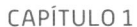

CAPÍTULO 1

CONSIDERAÇÕES GERAIS SOBRE O CÂNCER DE MAMA

OCORRÊNCIA, FATORES DE RISCO, SUBTIPOS DO CÂNCER DE MAMA E FORMAS DE TRATAMENTO

PANORAMA GERAL DO CÂNCER DE MAMA

O câncer de mama constitui enorme problema humano e econômico para a sociedade global nos dias de hoje. Sua ocorrência tem aumentado em virtude do crescimento dos fatores de risco populacionais, como obesidade, inatividade física e padrões reprodutivos, associados com os fatores de desenvolvimento econômico e a urbanização, como casais com menos filhos, casamento tardio e amamentação insuficiente.

Cabe mencionar que, atualmente, estimula-se o parto humanizado, mas esquece-se do que definitivamente faz diferença para o bebê e sua mãe por toda vida: a amamentação exclusiva até os seis meses de vida do bebê e como complemento até os dois anos de idade, segundo recomendação da Organização Mundial da Saúde (OMS).

De acordo com dados mundiais, publicados no relatório Globocan da OMS, em 2012, ocorreram 14,1 milhões de novos casos de câncer. Nos países em desenvolvimento, o câncer contribui com 57% dos casos no mundo e 65% das mortes. O câncer de pulmão é o mais incidente (1.241.600 casos/ano) e a principal causa de óbito (1.098.700 casos/ano) entre os homens em todo o mundo, independentemente do grau de desenvolvimento do país. Entre as mulheres, o câncer de mama é o de maior incidência (1.676.600 casos/ano), correspondendo a 25% de todos os casos de câncer. Em relação à mortalidade, estratificando apenas para os países desenvolvidos, o câncer de pulmão é também o de maior mortalidade entre as mulheres. As maiores taxas de ocorrência do câncer de mama estão na América do Norte, Austrália, Nova Zelândia e países do norte e oeste da Europa, e as menores taxas na África e Ásia.

Conclui-se que, entre os homens, o câncer de pulmão é o de maior incidência e também o que causa mais morte, enquanto, entre as mulheres, o câncer de mama é o de maior incidência, e o câncer de pulmão o que mais mata.

Em frequência, após o câncer de mama vêm o câncer do colo uterino e o câncer do reto e intestino grosso. Em relação a este último, existe um completo descaso por parte das instituições públicas e privadas no que se refere à sua importância, às mutilações provocadas pelo tratamento e ao investimento nos métodos de rastreamento para diagnóstico precoce. Os exames de detecção precoce são a colonoscopia e a pesquisa de sangue oculto nas fezes (imunocromatografia). A periodicidade da realização dos exames depende de condições individuais analisadas pelo médico.

No que diz respeito à detecção, ao diagnóstico e ao tratamento, em todas as suas respectivas dimensões, o câncer de mama apresenta-se como uma doença complexa, heterogênea, com subtipos biologicamente diferentes e com características patológicas e implicações clínicas distintas.

Câncer de mama choca, sensibiliza, causa pânico, sim. Mesmo as mulheres com controle psicológico mais estabelecido ficam abaladas emocionalmente ao receberem o diagnóstico. Contudo, deve-se buscar a cautela e ter em mente que cada caso requer sua complexidade e individualidade.

Evidências coletadas a partir de estudos de classificação genética tumoral, acumuladas principalmente nos últimos quinze anos, permitiram estratificar o tumor em subtipos, enaltecendo reconhecidas características biológicas que refletem diferentes respostas ao tratamento sistêmico. Há também diversas opções para o tratamento, como quimioterapia, terapia endócrina e imunoterapia, com enorme possibilidade de estratégias terapêuticas individualizadas. Em virtude dessa diversidade, é muito difícil comparar o comportamento tumoral, o prognóstico e a estratégia de tratamento de duas pacientes com câncer de mama, mesmo que ele seja de igual estádio clínico e tratadas na mesma época.

Aquém do diagnóstico do câncer, as mulheres devem ser exaustivamente submetidas a histórico clínico, antecedentes pessoais e familiares de doenças que podem ter algum componente hereditário ou familiar, além do exame físico, ginecológico e mamário completos. O médico não deve perder a oportunidade de realizar uma análise global da integridade física e psíquica da paciente, não se limitando à queixa que motivou a consulta. Além disso, nos dias que precedem a consulta, as mulheres devem listar todas as queixas e dúvidas, sejam ou não relacionadas à esfera ginecológica, mamária e sexual.

Um outro quesito a ser destacado é que, atualmente, há muitos programas de divulgação sobre a frequência e os métodos de prevenção do câncer de mama. Todavia, muitas campanhas publicitárias extrapolam a finalidade primária, que é a orientação correta, visando eminentemente ao lucro. Quando isso acontece, o maior temor é a valorização excessiva do câncer de mama, em detrimento do mínimo investimento informativo a mulheres que padecem de outros cânceres, como de pulmão, de colo do útero e de reto e intestino grosso.

Apesar da relativa ampla divulgação na mídia acerca do câncer de mama, após a confirmação do seu diagnóstico, um comportamento é comum a todas as mulheres: a procura por respostas em sites de busca e redes sociais, como Google® e Facebook®. Entretanto, é preciso extremo cuidado ao consultar a internet, pois ela está lotada de notícias falsas, erradas e exageradas, as chamadas *fake news*.

Em virtude da elevada frequência desse câncer, é comum conhecer pelo menos uma paciente tratada por câncer de mama. Se o diagnóstico for inicialmente compartilhado com amigos e familiares, é certo que surgirão conselhos, sugestões e recomendações de comportamento e tratamento, bem como indicações de médicos e especialistas que vão compilar uma extensa lista, muitas vezes distante da realidade tanto da paciente em si como de seu câncer. Essa avalanche de dicas desalinhadas gera na paciente uma angústia adicional e desnecessária, uma vez que ela já está fragilizada pelo diagnóstico e assoberbada pela enorme quantidade de informações e orientações médicas.

Em razão de tudo isso, é essencial saber ponderar o que se lê na internet, o que se ouve de familiares e amigos, bem como saber controlar sua mente para produzir atitudes acertadas, com base em informações corretas e de fontes confiáveis.

Por fim, existem inúmeros fatores de risco e de proteção listados na internet e na ponta da língua de colegas e familiares, mas lembre-se de que poucos são amparados por fundamentos clínicos e evidências científicas – como será visto a seguir.

Os fatores de risco para câncer de mama englobam:

- histórico familiar para câncer de mama e/ou de ovário;
- mutações genéticas em familiares de primeiro grau;
- produção de estrogênio endógeno;
- densidade mamária, revelada por meio da mamografia;
- ingestão crônica de álcool;
- terapia de reposição hormonal com estrogênio e progesterona;
- obesidade, principalmente após a menopausa;
- exposição torácica à radiação em idade jovem;
- diagnóstico por biópsia de lesões mamárias com células atípicas.

A seguir, será apresentado com mais detalhes cada um desses fatores de risco.

FATORES DE RISCO
Histórico familiar e mutações genéticas

O câncer hereditário é identificado quando diversos membros da mesma família são acometidos por casos de câncer distribuídos entre si, independentemente do grau de parentesco, segundo o modelo mendeliano de herança, isto é, dominante, recessivo ou ligado ao cromossoma X.

Calcula-se que apenas 10 a 15% de todos os casos de câncer de mama são hereditários; destes, cerca de 50% estão relacionados à mutação dos genes *BRCA1* e *BRCA2*. Os demais genes que respondem pelos 50% restantes fazem parte de um painel de câncer hereditário que, além do câncer de mama, pode elevar o risco para câncer de ovário, endométrio, cólon, próstata e estômago e para neoplasia endócrina múltipla. São eles: *APC, ATM, BARD1, BLM, BRIP1, CDH1, CDK4, CDKN2A, CHEK2, EGFR, EPCAM, FANCC, MEN1, MET, MLH1, MSH2, MSH6, MUTYH, NBN, NF1, NF2, PALB2, PIK3CA, PMS2, POLD1, POLE, PTEN, RAD51C, RAD51D, RB1, RECQL, RET, STK11, TP53* e *WT1*.

Se 10 a 15% dos casos de câncer de mama são hereditários, 85 a 90% dos casos diagnosticados são esporádicos, isto é, sem relação precisa com os fatores de risco conhecidos. Isso responde ao questionamento de muitas mulheres diagnosticadas com câncer de mama. Por que aconteceu comigo, que não tenho qualquer familiar com câncer de mama? Portanto, lembre-se: a enorme maioria dos casos diagnosticados é esporádica, sem antecedente familiar de câncer de mama.

Apesar disso, muitas mulheres, ao suspeitarem ou desejarem saber se podem vir a ter um câncer hereditário, indagam sobre a necessidade de fazer aconselhamento genético. Nesses casos, levantar seu histórico familiar pode ajudar a esclarecer se o aconselhamento é necessário. Considera-se com risco familiar a mulher que obedece a, pelo menos, um dos critérios a seguir:

- Parente de primeiro grau com câncer de mama diagnosticado antes dos 35 anos de idade.
- Familiar de primeiro grau (mãe, irmã ou filha) com câncer de mama e/ou de ovário.
- Múltiplos casos de câncer de mama e/ou ovário em mais de uma geração diagnosticados antes dos 50 anos de idade.
- Câncer de mama em parente de primeiro grau do sexo masculino.
- Câncer de mama bilateral diagnosticado em familiar de primeiro grau com idade inferior a 50 anos.
- Parente de primeiro grau com mutação genética conhecidamente associada ao câncer de mama e/ou de ovário.
- Origem judia Ashkenazi com parente de primeiro grau diagnosticado com câncer de mama e/ou de ovário.

Mulheres cujo histórico familiar não cumpre algum desses critérios são candidatas ao cálculo de risco estimado de câncer durante a vida. O mastologista ou o geneticista aplicam esse cálculo a partir de modelos matemáticos, sendo os principais: Gail Model, Claus, Ibis Risk Calculator (Tyrer Cuzick) e BRCA-Pro. Um dos resultados possíveis é a mulher ser de alto risco para câncer de mama, mas não relacionado à mutação genética.

Produção de estrogênio endógeno

Dos três estrogênios produzidos pela mulher – estradiol, estriol e estrona, o que provoca maior efeito sobre as mamas é o estradiol, produzido principalmente pelos ovários, durante o período reprodutivo. Durante a gestação, predomina o estriol, produzido pela placenta, com pouco efeito oncogênico sobre as mamas. Na menopausa, os ovários sofrem um processo de exaustão e deixam de produzir o estradiol; mas o tecido adiposo e, com menor expressividade, o fígado e os ossos passam a desempenhar o papel de produzir hormônios sexuais, principalmente a estrona e a testosterona.

Os hormônios (esteroides) sexuais têm por substrato a testosterona, a progesterona, os estrogênios (estradiol, estrona e estriol) e, principalmente, o colesterol. O colesterol é uma substância que se deposita no tecido adiposo.

Com essas informações, têm-se que:

- mulheres que menstruam antes dos onze anos de idade e menopausam após os 55 anos têm, durante sua vida reprodutiva, maior exposição de estradiol sobre as mamas, levando em conta que o estradiol é o estrogênio que tem mais efeito carcinogênico sobre as mamas;
- quanto maior o tecido adiposo, maior o índice de massa corpórea, maior o colesterol e, consequentemente, maior a produção de estrogênios, que inclui o estradiol.

A partir dos cinquenta anos de idade, tanto nos homens como nas mulheres, inicia-se o processo de sarcopenia, ou perda da massa muscular, decorrente de fenômenos normais do envelhecimento, como diminuição da testosterona, restrição das atividades físicas e, consequentemente, diminuição das necessidades mínimas de calorias para manter o peso atual (taxa de metabolismo basal). Assim, quanto mais se envelhece, menor é o metabolismo basal e maior é a dificuldade de manter o mesmo peso ingerindo a mesma quantidade diária de calorias que antes. A produção de estrogênios e sua ação sobre as mamas está diretamente relacionada à obesidade ou ao sobrepeso após a menopausa. Algumas evidências sugerem que, considerando graus iguais de obesidade, o risco de câncer de mama é menor em uma paciente jovem, em pré-menopausa, em comparação a uma paciente na menopausa.

Densidade mamária

A densidade mamária é a medida das proporções dos diversos tecidos que compõem a mama. É determinada por fatores genéticos e constitucionais, como obesidade. É identificada por meio da mamografia e tem como finalidade comparar a porcentagem do tecido glandular e fibroso com a da gordura (tecido adiposo).

A mamografia fornece ao médico imagens que permitem a classificação da densidade da mama em uma das quatro categorias:

- (A) totalmente lipossubstituída: muito pouca glândula e enorme quantidade de tecido adiposo;
- (B) áreas esparsas de tecido fibroglandular;
- (C) heterogeneamente densas;
- (D) extremamente densas.

Nas meninas púberes, as mamas têm acentuada quantidade de glândula mamária sustentada por menor quantidade de tecido adiposo. Após as gestações a termo e com o avançar da idade, existe uma tendência, determinada por um componente genético, de as mamas terem sua constituição glandular substituída por tecido adiposo.

A glândula mamária é composta por ductos e lóbulos, de onde se origina a maioria das lesões precursoras e dos cânceres de mama. Dessa maneira, quanto menor a densidade mamária, traduzida pela menor quantidade de glândula mamária, menor o risco para câncer de mama.

Além de as mamas mais densas serem de maior risco para câncer, elas também têm uma menor taxa de detecção. Nas mamas de categoria A – lipossubstituídas, 12% dos cânceres podem deixar de ser detectados, enquanto nas de categoria D – extremamente densas, cerca de 38% dos cânceres deixam de ser detectados.

Ingestão crônica de álcool

Dentre os fatores de risco para câncer de mama, nota-se que, exceto as mutações genéticas e a exposição à radiação, os demais estão relacionados à exposição crônica de estrogênio. Portanto, a ingestão de álcool, como fator de risco, também está, como será explicado a seguir.

Antes de ser eliminado no organismo, o estrogênio é metabolizado no fígado. A ingestão crônica de álcool diminui diversas funções do fígado, cujo resultado final é a cirrose hepática, em que há perda total de sua função e necessidade de transfusão hepática. Mesmo que a ingestão de álcool não seja tão intensa a ponto de o fígado se tornar cirrótico, a exposição crônica e contínua de álcool inevitavelmente causa uma diminuição da função de metabolismo hepático. Isso acarreta maior disponibilidade de estrogênio circulante, podendo ter ação deletéria (prejudicial) sobre as mamas.

Um estudo realizado pelo Instituto Nacional do Câncer (Inca, 2015) avaliou 92.956 mulheres, demonstrando que a ingestão de três ou mais doses de álcool por semana eleva o risco relativo para câncer de mama em 1,6. Não houve aumento no risco para câncer de vagina, de colo uterino, de endométrio e de ovário. Para os fins do cálculo do risco, é considerada uma dose (12 g de álcool puro), 330 mL de cerveja, 100 mL de vinho e 30 mL de destilados.

Terapia de reposição hormonal com estrogênio e progestagênio

Grandes estudos fidedignos publicados entre 2002 e 2003 concluíram que a prescrição via oral de formulações à base de estrogênio e progesterona para tratamento dos efeitos adversos da menopausa, em pacientes com útero, elevou discretamente o risco para câncer de mama após uso contínuo por cinco anos. Considerando o uso por menos de cinco anos, o risco foi pouco significativo; por mais de cinco anos, houve uma tendência de o risco se elevar discretamente. Nas pacientes sem útero, o uso exclusivo do estrogênio não resultou na mesma elevação do risco.

Existem críticas na comunidade científica de que os estudos ainda não são suficientes para abandonar essa forma de terapia em função de sua associação com a elevação do risco de câncer de mama. A discussão atual é que a via de administração deveria ser, na maioria das vezes, transdérmica, em vez da oral, e de que o uso do progestagênio deveria ser feito em formulações diferentes daquela prescrita nos estudos que chegaram a essa conclusão.

Obesidade

Como mencionado anteriormente, a obesidade está relacionada diretamente ao câncer de mama em razão do ganho de peso ou do sobrepeso ao adentrar na menopausa. O tecido adiposo, por meio da enzima aromatase, cujo substrato é o colesterol, produz hormônios sexuais que podem ter efeito carcinogênico nas mamas.

Exposição torácica à radiação em idade jovem

A exposição torácica à radiação aumenta o risco de diversos cânceres, inclusive o de mama.

Os exemplos mais relevantes desse tipo de exposição são os ocorridos nos bombardeios atômicos de Hiroshima e Nagasaki e no acidente na usina atômica de Chernobil.

Outras situações, embora menos expressivas, são as que acarretam exposição torácica à radiação em mulheres jovens, entre 15 e 25 anos, elevando o risco de câncer após os quarenta anos. São os casos de (1) uso terapêutico de radiação na região torácica e cervical (pescoço) e (2) radioterapia para tratar linfomas de mediastino e câncer de tireoide ou de pescoço. Nesses casos, o risco de câncer de mama é aumentado porque a irradiação incide sobre mamas que ainda não finalizaram o processo evolutivo normal, o que tende a ocorrer após uma gestação a termo.

Diagnóstico por biópsia de lesões mamárias com células atípicas

Os tipos de lesões mamárias com células atípicas incluem: hiperplasias ductais e lobulares atípicas, hiperplasias colunares atípicas, carcinomas ductal e lobular *in situ* e hiperplasia lobular atípica. Muitas delas podem ser diagnosticadas por meio de biópsia do tecido mamário. Quando a biópsia constata uma lesão mamária com células atípicas, a paciente tem um risco aumentado para o câncer de mama.

Para compreender melhor esse item, é válido fazer algumas considerações didáticas mais técnicas.

História natural do desenvolvimento do câncer de mama

De acordo com a atual história evolutiva natural do câncer de mama, há duas vias pelas quais o câncer pode evoluir (Figura 1).

Sabe-se que a maioria das células mamárias normais possui receptores hormonais para estrogênios e progestagênio, explicando as variações normais durante um ciclo menstrual. Já as células tumorais sem expressão de receptores hormonais, em virtude de terem características celulares diferentes (indiferenciados) em relação à célula mamária normal, são indicadoras de tumores um pouco mais agressivos.

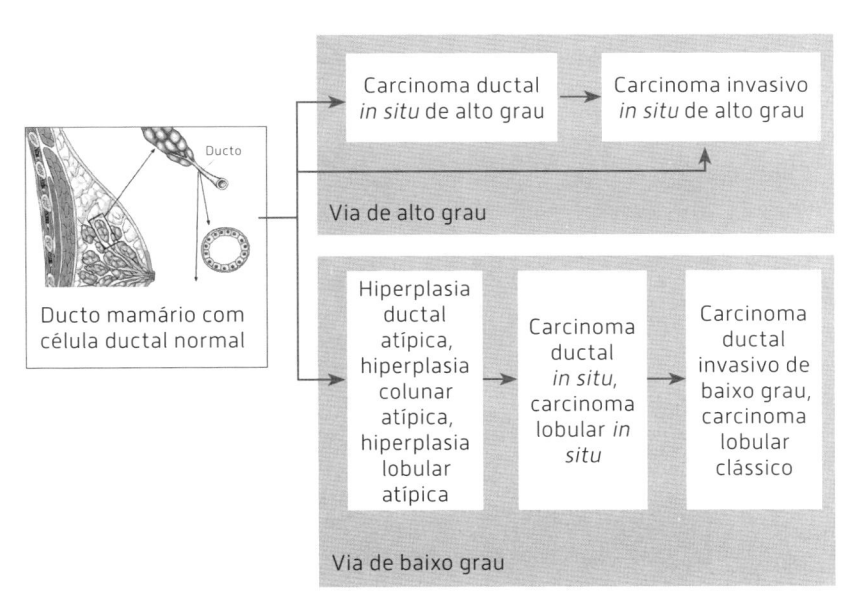

FIGURA 1   HISTÓRIA NATURAL DO CÂNCER DE MAMA.
Fonte: adaptada de Rivenbark et al., 2013.

A via de baixo grau do câncer de mama é representada pelas hiperplasias ductais e lobulares atípicas, hiperplasias colunares atípicas, carcinomas ductal e lobular *in situ* e hiperplasia lobular atípica. Muitas dessas, de acordo com a exposição aos fatores de risco e com as mutações genéticas e epigenéticas adquiridas, não herdadas, podem evoluir para câncer de mama. Essas lesões mamárias citadas podem ser detectadas nos exames de imagem, como mamografia e ultrassonografia, apesar de seu papel ser menor como forma de detecção precoce, requerendo confirmação diagnóstica por biópsia. Assim, quando a biópsia mostra um diagnóstico de lesões mamárias com células atípicas, a paciente tem um risco aumentado para o câncer de mama.

A via de alto grau refere-se aos tumores um pouco mais agressivos, de rápido crescimento celular, com diagnóstico realizado entre o intervalo regular de duas mamografias e está frequentemente associado a mutações genéticas herdadas. Na maioria dos casos de via de alto grau, os tumores não apresentam receptores hormonais, nem as lesões precursoras que antecedem a evolução dos tumores da via de baixo grau.

Pela Figura 1, é fácil identificar que, diante do diagnóstico do câncer de mama, há um tipo que segue o modelo da via de alto risco, podendo evoluir diretamente da célula normal para a cancerosa ou do carcinoma ductal *in situ* de alto grau para a forma invasiva.

No carcinoma ductal *in situ*, os ductos mamários, a partir das células normais que os revestem, passam a ser substituídos por células neoplásicas. Essas células neoplásicas medem poucos centímetros e se localizam no interior do ducto, não ultrapassando a membrana basal – barreira que separa as células do ambiente em que se encontra a rica rede de vasos sanguíneos e linfáticos. Embora a palavra carcinoma possa assustar e indicar similaridade com o carcinoma ductal invasivo ou carcinoma invasivo de tipo não especial, o termo *in situ*, como o próprio nome diz, significa que o tumor é localizado apenas no interior do ducto, não atingindo o ambiente onde circulam os vasos sanguíneos e linfáticos, que poderiam encaminhar as células neoplásicas para outros órgãos além da mama. Nos casos de carcinoma ductal *in situ*, o tratamento é local, com realização de cirurgia, radioterapia e terapia endócrina por meio do citrato de tamoxifeno. Por ser uma lesão localizada, não há risco de metástase a distância ou nos linfonodos axilares.

Portanto, na evolução natural para a via de alto grau, depara-se com tumores de crescimento mais rápido, sem as lesões precursoras (hiperplasias atípicas) que precederiam o carcinoma *in situ* ou o carcinoma invasivo.

Na via de baixo grau, o papel desempenhado pelos exames de imagem permite com frequência o diagnóstico dessas lesões atípicas e até carcinoma *in situ*, por meio de diminutos nódulos e microcalcificações suspeitas, necessitando da confirmação por biópsia.

UM BREVE RESUMO SOBRE O TRATAMENTO DE CÂNCER DE MAMA

Quando uma paciente chega ao consultório portando unicamente uma biópsia com laudo de carcinoma invasivo, provavelmente ela está remoendo um trauma construído precocemente pelas limitadas informações obtidas na internet e com familiares e amigos. Certamente, ela está ansiosa e deseja saber, por meio de um médico, o que é aquele laudo e, sobretudo, o seu tratamento.

Para iniciar a decisão terapêutica, a partir de 2018, tornou-se obrigatória a apresentação do perfil imuno-histoquímico, com a biópsia, seja ela com resultado *in situ* ou invasivo. O exame imuno-histoquímico básico é constituído pela identificação de três marcadores: o perfil dos receptores de estrogênio e progestagênio, a oncoproteína HER2 e a atividade proliferativa do Ki-67.

Esses marcadores imuno-histoquímicos permitem classificar o tumor nos seguintes subtipos:

- luminal (A ou B): apresenta receptores hormonais positivos; HER2 negativo; e, de acordo com o valor do Ki-67, distingue entre o luminal A de baixo Ki-67 e o luminal B de alto Ki-67. Essa distinção ainda é motivo de grande discussão acadêmica;

- luminal híbrido: apresenta receptores hormonais positivos, HER2 positivo e valor indiferente de Ki-67;
- HER2: apresenta receptores hormonais negativos, HER2 positivo e valor indiferente de Ki-67;
- triplo negativo: apresenta receptores hormonais negativos, HER2 negativo e valor geralmente elevado de Ki-67.

As formas de tratamento

A terapêutica do câncer de mama inclui basicamente duas formas:

- tratamento local: aplicado diretamente no tumor da mama, como a cirurgia e a radioterapia;
- tratamento sistêmico: composto por medicamentos via oral ou pela corrente sanguínea, como quimioterapia, terapia endócrina (hormonioterapia) e imunoterapia (terapia monoclonal).

A escolha do tratamento local (cirurgia e radioterapia) leva em consideração o tamanho do tumor e suas características histológicas, a presença de metástase nos linfonodos axilares e o perfil imuno-histoquímico.

A decisão pela cirurgia depende de inúmeros fatores, como relação do tamanho do tumor/volume da mama, presença de carcinoma ductal *in situ* associado a carcinoma invasivo e existência de outros focos de tumor além do tumor principal.

Quando, ao exame pré-operatório, não há suspeita de linfonodos acometidos por metástase, o procedimento inicial é a biópsia do linfonodo sentinela, realizada por meio de cirurgia.

As cirurgias que podem ser feitas no tratamento de câncer de mama são: mastectomia (remoção total da mama); cirurgia conservadora, que podem ser tumorectomia (remoção apenas do tumor e de um pouco de tecido mamário) ou quadrantectomia (remoção de 1/4 da mama); e remoção dos linfonodos axilares.

A radioterapia evita que ocorra uma eventual recidiva tumoral no local em que o tumor foi removido pela cirurgia, podendo ser obrigatória todas as vezes que a paciente se submete a uma cirurgia conservadora (quadrantectomia) ou, em alguns casos selecionados, quando a paciente é submetida à mastectomia.

O tratamento sistêmico, que engloba quimioterapia pré ou pós--operatória, imunoterapia à base de anticorpos monoclonais (em tumores com oncoproteína HER2 positiva) e terapia endócrina, é prescrito para alguns casos de cânceres invasivos. Sua finalidade é evitar que alguma célula que tenha rompido a camada basal do ducto permaneça no ambiente composto por vasos sanguíneos e linfáticos.

Quando há tumores que geram dúvidas acerca do benefício do tratamento quimioterápico, particularmente naqueles de estádio inicial e padrão luminal, pode ser solicitada, no pós-operatório, uma análise da expressão gênica no tumor por meio do microarranjo do DNA, como o Oncotype DX®, MammaPrint® e PAM 50®. Somente o oncologista, que tomará a decisão de prescrever quimioterapia, tem todo o conhecimento necessário para fazer a solicitação e a escolha por um desses.

A terapia endócrina utiliza moduladores seletivos do receptor de estrogênio (SERMS), como tamoxifeno ou raloxifeno, ou inibidores da aromatase, como anastrozol, letrozol e examestano.

Independentemente do subtipo de câncer de mama, a decisão terapêutica e o prognóstico são determinados sobremaneira pelos fatores clínicos e patológicos clássicos, que incluem: o tamanho do tumor, o acometimento de linfonodos axilares por metástase, o grau histológico (bem diferenciado, moderadamente diferenciado, ou indiferenciado), bem como a presença dos receptores de estrogênio e progestagênio, a mutação oncoproteína HER2 e o índice de proliferação celular Ki-67.

LITERATURA CONSULTADA

Bray F, Ren JS, Masuyer E, Ferlay J. Estimates of global cancer prevalence for 27 sites in the adult population in 2008. Int J Cancer. 2013 Mar 1; 132(5):1133-45. doi: 10.1002/ijc.27711. Epub 2012 Jul 26. Lyon, France: International Agency for Research on Cancer, 2013. Disponível em: <http://globocan.iarc.fr>. Acesso em: 07 set. 2018.

Ferlay J, Soerjomataram I, Dikshit R, Eser S, Mathers C, Rebelo M, et al. Cancer incidence and mortality worldwide: sources, methods and major patterns in GLOBOCAN 2012. Int J Cancer. 2015; 136(5):E359-86. doi:10.1002/ijc.29210 PMID:25220842 Published online 9 October 2014.

Ferlay J, Soerjomataram I, Ervik M, Dikshit R, Eser S, Mathers C, et al. Globocan 2012 v1.0, Cancer Incidence and Mortality Worldwide: IARC CancerBase N. 11 [Internet]. Lyon, France: International Agency for Research on Cancer, 2013. Disponível em: <http://globocan.iarc.fr>. Acesso em: 07 set. 2018.

Ricci MD, Formigoni MC, Zuliani LM, Aoki DS, Mota BS, Filassi JR, et al. Variations in the body mass index in Brazilian women undergoing adjuvant chemotherapy for breast cancer. Rev Bras Ginecol Obstet. 2014 Nov;36(11):503-8.

Ricci MD, Giribela AHG, Piato JRM, Filassi JR, Melo NR, Barros A, et al. Analysis of the genetic susceptibility and hereditary risk for breast cancer. Femina. 2005; 33(3):179-84.

Rivenbark AG, O'Connor SM, Coleman WB. Molecular and cellular heterogeneity in breast cancer: challenges for personalized medicine. Am J Pathol. 2013; 183(4):1113-24.

CAPÍTULO 2

IMPACTO DO DIAGNÓSTICO DE CÂNCER DE MAMA NA ESFERA PSICOLÓGICA E SEXUAL

INTRODUÇÃO

Na atualidade, a abordagem do câncer de mama é centralizada pelo mastologista, que pode ter como especialidade prévia a ginecologia ou a cirurgia geral. Esse profissional inicia o primeiro atendimento e, em seguida, estabelece o tratamento conjunto da paciente com o oncologista clínico, o cirurgião plástico e o radioterapeuta.

O oncologista clínico é responsável pela indicação da quimioterapia, da terapia endócrina e da terapia monoclonal; o cirurgião plástico é o especialista com formação em reconstrução mamária; e o radioterapeuta cuida da radioterapia em casos de câncer.

Para que a paciente seja assistida da melhor forma nesse momento, evitando sequelas físicas e psíquicas atuais e futuras, outros profissionais podem ser acionados, como fisioterapeutas, nutricionistas, dentistas, geriatras, profissionais especializados em alopecia (perda de cabelo) que podem oferecer crioterapia e próteses de cabelo, bem como enfermeiras e psicoterapeutas com formação em atendimento oncológico.

A ESFERA PSICOLÓGICA

A psico-oncologia é uma área da Medicina que tem por finalidade identificar pacientes em tratamento de câncer que apresentam depressão e ansiedade, visando reverter tal condição e minimizar os efeitos deletérios sobre a doença e a qualidade de vida. Desse modo, atua também em mulheres com câncer de mama.

Um estudo de Elias et al. publicado em 2015 relatou que no primeiro ano após o diagnóstico de câncer de mama, cerca de 50% das mulheres tinham depressão, ansiedade ou ambos, e que essa taxa reduziu para 15% ao considerar cinco anos após o diagnóstico. Uma série de outros estudos registrou que problemas psicológicos, como depressão, acompanharam 25% das mulheres após cinco anos do tratamento.

Uma revisão de toda a literatura médica, publicada em 2008 por Michael Andrykowski, da Universidade de Kentucky, teve por intuito mapear a prevalência de depressão e ansiedade em pacientes diagnosticados por qualquer tipo de câncer. A ansiedade ocorreu em 6 a 23% dos pacientes, e a depressão, em 58%. A ampla diferença nessas estimativas advém das diferentes faixas etárias dos pacientes, dos tipos e dos estádios da doença. Geralmente, pacientes que sofrem tratamento mais agressivo e se encontram em ambiente afetivo, familiar e social impróprio no momento do diagnóstico e durante o seguimento oncológico apresentarão taxas mais elevadas de problemas psicológicos.

Algumas evidências fazem uma relação entre fatores psicossociais e progressão de doença após o tratamento inicial em pacientes tratados por câncer. Diferentemente de uma ligação diretamente psíquica ou de uma redução do estado imune em virtude de estados depressivos, o mais provável é que essa relação provenha de dificuldades tanto na adesão adequada do tratamento nos pacientes com depressão quanto na aceitação da doença. Estudos que compararam pacientes com câncer deprimidos com os não deprimidos registraram que a recidiva ou a progressão da doença pode ter sido associada aos hábitos insalubres dos deprimidos, como obesidade decorrente de dietas hipercalóricas, inatividade física e menor adesão ou recusa ao tratamento. Muitos pacientes relutam em aderir ou aceitar a quimioterapia e a radioterapia e, mais frequentemente, interrompem o uso dos medicamentos prescritos por longo prazo, como a terapia endócrina ou a hormonioterapia, seja à base de moduladores de receptores estrogênicos seletivos (SERMS) (tamoxifeno e raloxifeno) ou de inibidores de aromatase (anastrozol, letrozol e examestano). Essa conjuntura poderia explicar a relação entre depressão e prognóstico adverso do câncer de mama.

A associação entre depressão e câncer é mais evidente em pacientes com tumores cuja gênese depende da exposição a esteroides sexuais, como estrogênio e testosterona. Na menopausa, quando os ovários deixam de produzir o hormônio estradiol, o tecido adiposo periférico passa a ser uma rica fonte de produção de estrogênios, particularmente estrona, e de testosterona. Assim, pacientes com sobrepeso ou obesas, com maior volume de tecido adiposo, teriam maior oferta desses hormônios, "alimentando" o tumor que cresce em virtude da presença de receptores hormonais. Nesses casos, a depressão e a ansiedade são acompanhadas, de forma indireta, pelos hábitos alimentares pouco saudáveis, com ingestão de alimentos hipercalóricos, ricos em carboidratos e gordura; o recolhimento social e a inatividade física favoreceriam assim o ganho de peso e, diretamente, a produção desses esteroides sexuais, que têm como substrato o colesterol. Pacientes depressivos procuram obter satisfação no consumo de alimentos hipercalóricos, como doces, e têm pouca ou nenhuma disposição para qualquer tipo de atividade física, buscando o afastamento do convívio social.

No que diz respeito à relação entre depressão e imunidade, estudada pela psiconeuroimunologia, isto é, o estado depressivo interferindo na função neuroendócrina e no sistema imunológico do corpo, não há conclusões convincentes e definitivas.

A ESFERA SEXUAL

Até hoje, poucos ensaios clínicos randomizados avaliaram tratamentos para disfunção sexual em pacientes tratadas por câncer de mama, e, quando feitos, foram limitados por pequeno número de pacientes e resultados conflitantes e inconclusivos.

Apesar disso, sabe-se que mulheres tratadas por câncer de mama têm mais dificuldades sexuais em comparação com mulheres da mesma faixa etária que não sofreram tratamento por essa doença. Mesmo após muito tempo do diagnóstico e do tratamento, estudos observaram pior desempenho sexual, incluindo: falta de interesse sexual, incapacidade de relaxar e desfrutar do sexo, e dificuldade em se excitar e em atingir o orgasmo.

Dependendo do tipo de análise aferida e da origem da dificuldade sexual (se ocorre no nível de desejo, excitação, capacidade de orgasmo, frequência das relações sexuais), a incidência varia de 15 a 64% em pacientes com histórico de câncer de mama.

As mudanças sexuais que as mulheres tratadas por câncer de mama sofrem são muitas vezes complexas, envolvendo questões físicas, psicológicas e interpessoais, e as reações a essas mudanças podem sofrer variações individuais. Além disso, com poucas exceções, os tratamentos médicos eficazes para tratar disfunções sexuais femininas, como reposição hormonal com testosterona, estrogênios e flibanserina ("Viagra®" feminino), não são aprovados para mulheres com história pessoal de câncer de mama ou seu uso é controverso, particularmente para mulheres com tumores que expressam receptores estrogênicos.

Os problemas sexuais femininos após diagnóstico de câncer de mama têm recebido muita atenção dos grandes centros oncológicos. A atenção à saúde sexual da paciente deve ter início desde o diagnóstico, durante o tratamento e no seguimento oncológico tardio. Intervenções mínimas, como autoajuda, terapia cognitivo-comportamental, psicoterapia breve e psicoterapia breve por imagens alquímicas (Rime) (estudada pelo grupo do Instituto do Câncer do Estado de São Paulo), podem beneficiar as abordagens médicas isoladas e, inclusive, serem o pilar de diversos debates acerca dos aspectos sexuais relacionadas ao câncer.

Na terapia cognitivo-comportamental e na terapia comportamental de casal, o objetivo da intervenção é o estímulo da intimidade do casal que enfrenta um câncer de mama. Nelas, são abordados: os aspectos físicos e emocionais da intimidade dos casais, o compartilhamento mútuo e a compreensão das dificuldades da mulher e os sentimentos de proximidade, calor e afeto.

Nesse contexto, embora tradicionalmente a intimidade física se refira aos comportamentos sexuais, à relação sexual propriamente dita e ao toque genital, hoje é preciso incluir comportamentos não sexuais, como afago, carinho, massagens e o simples ato de segurar as mãos.

LITERATURA CONSULTADA

Antoni MH, Lechner SC, Kazi A, Wimberly SR, Sifre T, Urcuyo KR, et al. How stress management improves quality of life after treatment for breast cancer. J Consult Clin Psychol. 2006 Dec; 74(6):1143-52.

Broeckel JA, Thors CL, Jacobsen PB, Small M, Cox CE. Sexual functioning in long-term breast cancer survivors treated with adjuvant chemotherapy. Breast Cancer Res Treat. 2002 Oct; 75(3):241-8.

Elias ACA, Ricci MD, Rodriguez LHD, Pinto SD, Giglio JS, Baracat EC. Development of a brief psychotherapy modality entitled RIME in a hospital setting using alchemical images. Estudos de Psicologia. 2017; 34(4):534-47.

Elias ACA, Ricci MD, Rodriguez LHD, Pinto SD, Giglio JS, Baracat EC. The biopsychosocial spiritual model applied to the treatment of women with breast cancer, through RIME intervention (relaxation, mental images, spirituality). Complement Ther Clin Pract. 2015 Feb; 21(1):1-6.

Institute of Medicine (US). Committee on Psychosocial Services to Cancer Patients/Families in a Community Setting. Adler NE, Page AEK (eds). Cancer care for the whole patient: meeting psychosocial health needs. Washington (DC): National Academies Press (US), 2008.

Manning M, Bettencourt BA. Depression and medication adherence among breast cancer survivors: bridging the gap with the theory of planned behaviour. Psychol Health. 2011; 26(9):1173-87.

Spiegel D, Giese-Davis J. Depression and cancer: mechanisms and disease progression. Biol Psychiatry. 2003;54(3):269-82.

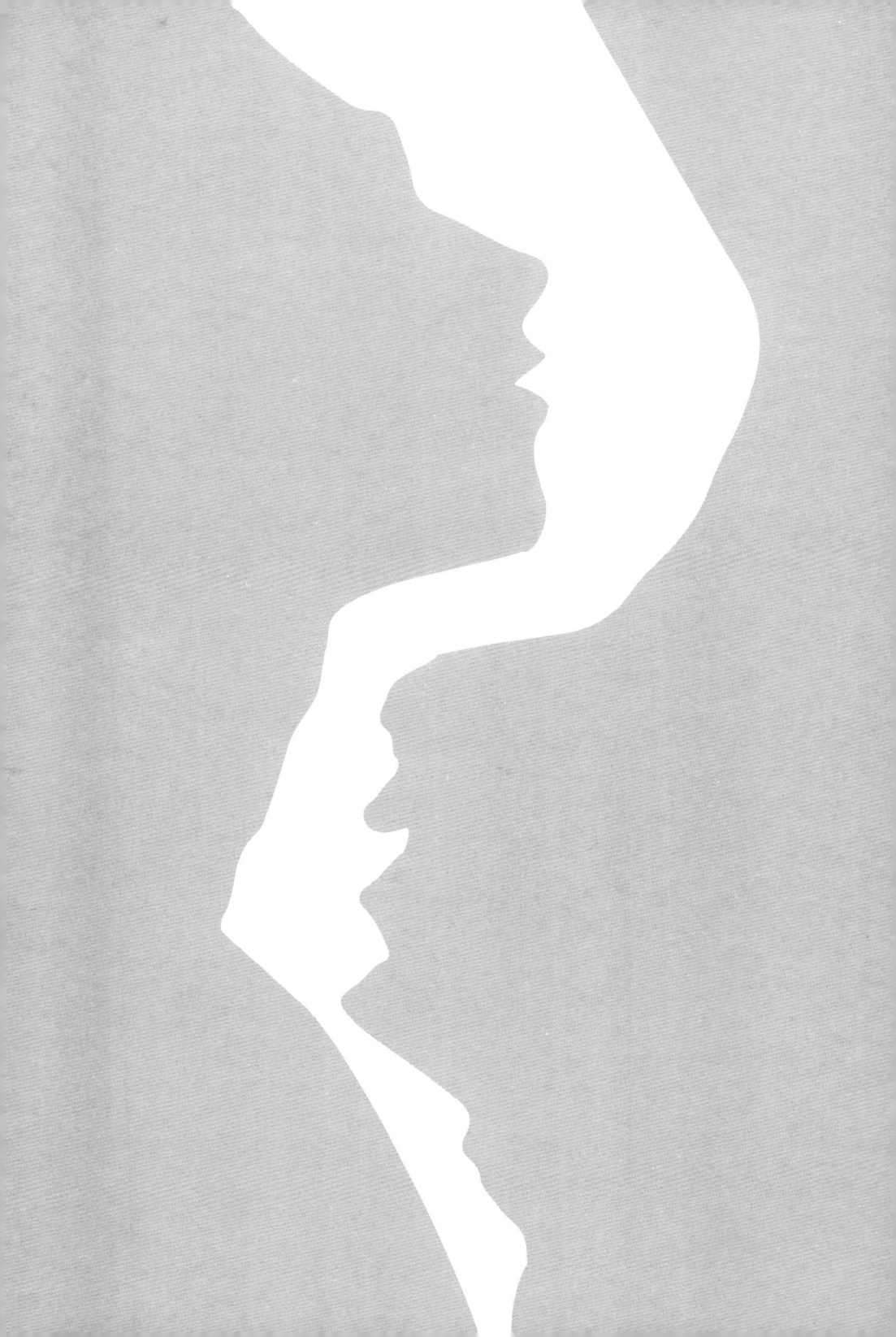

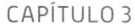

CAPÍTULO 3

MELHOR FORMA DE TRANSMITIR O DIAGNÓSTICO DE CÂNCER

Dentre todas suas funções, o médico tem a difícil tarefa da revelação do diagnóstico de doenças graves, como o câncer. A informação do diagnóstico inicial pode ser muito marcante e, dependendo da forma como é transmitida, pode criar uma cicatriz psíquica que acompanha a paciente mesmo após o término do tratamento. É preciso cuidado com as palavras e o sentido delas; se forem inadequadas, podem iniciar depressão e, nesse instante, um desinteresse em prosseguir o tratamento, bem como isolamento social e distanciamento sexual.

Uma única consulta não é suficiente para apresentar todo o espectro de detalhes da doença. Em razão do estresse causado pela primeira consulta, a paciente absorve apenas cerca de 30 a 50% de tudo o que foi discutido. Ademais, é imprescindível que, na primeira e na segunda consulta, a paciente esteja acompanhada por um familiar ou amigo(a) próximo(a).

Sentimentos de impotência, fracasso e fragilidade, por parte do profissional de saúde, influem no posicionamento do médico, que tanto pode se envolver de maneira superficial quanto se colocar ao lado da paciente, repartindo todo o sofrimento. O médico pode decidir por uma postura profissional ao extremo, quase técnica, contando toda a verdade com detalhes muitas vezes cruéis para uma pessoa leiga; ou omitir parcial ou totalmente o diagnóstico, declarando apenas alguns detalhes, de acordo com a impressão pessoal daquilo que possa ser prejudicial à paciente naquele instante temporal.

Dúvidas em relação à aparência física, bem como os efeitos do tratamento sobre suas atividades diárias e também sobre sua sexualidade deveriam ter espaço nessa primeira consulta. Alguns médicos procuram dar detalhes menos negativos da doença e as melhores perspectivas em relação ao prognóstico, utilizando o conjunto de dados da paciente para a conquista inicial dela, deixando para o futuro a revelação dos dados reais acerca do tratamento e do prognóstico.

Na década de 1960, a classe médica, diante de pacientes acometidos por câncer ou doenças incuráveis, dividia-se entre médicos que viam benefício na revelação do diagnóstico ao paciente e médicos que não o comunicavam ao paciente, apenas aos familiares. A maioria dos médicos estadunidenses preferia não revelar toda a verdade acerca do diagnóstico.

Também nas décadas de 1960 e 1970, a maioria dos casos de câncer tinha o diagnóstico feito em estádio avançado, cujo tratamento se baseava em cirurgias mutilantes e radicais, com poucas chances de cura. Em relação ao câncer de mama, o primeiro programa de rastreamento e detecção precoce, baseado na mamografia, surgiu em Nova York no final da década de 1960. O tratamento adjuvante, com radioterapia e quimioterapia, tinha papel secundário, muitas vezes paliativo, com altas taxas de morbidade e mortalidade.

Nas últimas décadas, além de a detecção de muitos cânceres serem feitos em estádios iniciais, a taxa de morbidade do tratamento diminuiu, acompanhada pela alta taxa de cura e de expectativa de vida. Dessa maneira, a opinião de muitos médicos mudou sensivelmente – a maioria, apesar do desconforto na revelação do diagnóstico, está buscando revelar a verdade a partir da primeira consulta.

Beauchamp e Childress (1994), ao dissertarem sobre mentir, omitir ou revelar toda a verdade diante do diagnóstico de doenças graves, citam a teoria utilitarista e a teoria kantiana. Na teoria utilitarista, acredita-se que as ações sejam certas ou erradas de acordo com sua tendência em produzir consequências boas ou más. Assim, mentir ou deixar de informar o diagnóstico, apesar de estar faltando com sinceridade e honestidade, justifica-se principalmente quando a revelação poderia trazer sofrimento, naquele momento. Assumir tal posicionamento representa uma atitude paternalista do médico, tomando para si ou dividindo com alguns familiares as decisões a respeito da vida do paciente. O lado negativo de tal conduta deve-se ao fato de o paciente pouco participar da escolha terapêutica.

A teoria kantiana, desenvolvida pelo filósofo Kant, apregoa que algumas ações, independentemente de suas consequências, tornam as ações certas ou erradas. O médico deveria prezar a verdade, revelando todas as consequências decorrentes do diagnóstico do câncer. Dessa forma, não faltaria com o compromisso moral inserido na premissa de Kant, em que dizer a verdade tem por objetivo não o que acontece, mas o que deve acontecer. Agindo assim, o médico incorre em um risco, muitas vezes deletério, de informar ao paciente, em um momento de fragilidade pessoal, que pode decorrer de problemas profissionais, financeiros, familiares e até sexuais, dados relacionados à doença que poderiam piorar o quadro geral do paciente. Essas informações dificilmente serão absorvidas sem trauma psicológico, que podem, inclusive, influir no estado de saúde mental do paciente e da terapêutica proposta. A reação mais temida é o isolamento e a renúncia a qualquer tratamento, mesmo que uma esperança seja apresentada no momento seguinte.

Há uma tendência, versada nas publicações de ética médica, que sugere ao médico informar de forma clara e objetiva o diagnóstico, o prognóstico e as opções de tratamento. Apesar de aparentemente adequado, esse raciocínio não inclui os pacientes que não desejam saber sobre sua doença ou que, apesar de inicialmente desejarem, mudam de opinião no decorrer do tratamento e se mostram incapazes de lidar com o problema.

Um trabalho publicado por Pan Chacon et al. (1995) propõe refletir sobre a forma como é transmitido o diagnóstico de câncer, tendo como amostra as pacientes atendidas no serviço de mastologia de um hospital universitário.

De acordo com o Princípio da Autonomia do Código de Ética Médica, disposto nos artigos 46 e 48 do capítulo IV, que enfoca os Direitos Humanos, o paciente tem o direito de decidir sobre si mesmo, isto é, o paciente não é obrigado a aceitar qualquer conduta terapêutica, ainda que, pela visão médica, essa conduta vá beneficiá-lo. Por isso, a proposta terapêutica sempre deve ser precedida de informações acerca do diagnóstico e, no caso de câncer, do prognóstico e da morbidade terapêutica.

Nas últimas décadas, os pacientes deixaram de aceitar passivamente qualquer tratamento proposto que não seja acompanhado de detalhes que certificam o diagnóstico preciso. Cerca de 96% dos pacientes ingleses, 90% dos estadunidenses e 85% dos portugueses gostariam de conhecer a verdade sobre a doença, bem como sobre as chances de cura (Marshall, 2006).

Segundo Pan Chacon et al. (1995), haveria três modos de revelar o diagnóstico de câncer, como exposto a seguir.

1. Não revelação: a maioria das informações sobre diagnóstico, tratamento e prognóstico fica restrita ao médico. O paciente tem pouca participação sobre as decisões. O médico é o centralizador do controle da situação.

2. Revelação total: o médico não pondera as necessidades do paciente em assimilar de forma gradativa as informações sobre sua doença. A informação é transmitida de forma integral à medida que o próprio médico vai tendo conhecimento dos fatos. Esse tipo de abordagem pode produzir sofrimento desnecessário, uma vez que não considera a individualidade de cada paciente quanto à sua capacidade em lidar com informações detalhadas sobre sua doença.

3. Revelação individualizada: essa é a forma que mais agrada os autores deste livro. Se, no momento do diagnóstico, a paciente estiver bem afetivamente, sem problemas profissionais ou familiares, o diagnóstico pode ser feito de forma integral, com menor efeito psíquico. Diferentemente, para pacientes que acumulam uma série de problemas, é melhor passar os detalhes do diagnóstico e do tratamento de maneira fracionada, a fim de que não abafem demais as expectativas positivas da paciente.

Um estudo de Ricci et al., publicado em 2007, revelou que apenas cerca de 70% das pacientes estavam satisfeitas com a forma que receberam o diagnóstico de câncer de mama e que 20% não tinham conhecimento de que fariam cirurgia de mama no dia seguinte.

A pesquisa englobou 102 pacientes assistidas no Hospital das Clínicas da Faculdade de Medicina da Universidade de São Paulo (HCFMUSP), que, na véspera da cirurgia mamária, responderam um questionário sobre o nível de conhecimento acerca do diagnóstico e do tratamento do câncer de mama. As questões referiam-se à ciência do diagnóstico, ao modo como ele foi revelado e ao nível de informações obtidas acerca da doença (se foi compreensível e suficiente).

Cerca de 20% não tinham qualquer informação de que, no dia seguinte, seriam operadas por câncer de mama. São valores estatisticamente significativos, porventura decorrentes do baixo nível de escolaridade, da idade avançada e do não conhecimento sobre o que é câncer de mama.

Segundo os pesquisadores, presumivelmente o baixo nível de escolaridade das pacientes dificultou a compreensão das informações sobre a doença. Sobre esse achado, sugere-se que os médicos reflitam sobre o nível de compreensão e de escolaridade, a fim de adequar a maneira como a notícia do diagnóstico é transmitida ao paciente. A falta de compreensão pode ser atenuada utilizando-se uma linguagem mais simples, que evite o uso de termos técnicos e que, até mesmo, englobe desenhos para auxiliar no entendimento.

Ao rever os dados, os pesquisadores notaram outras possibilidades dessa falta de clareza sobre a doença: poupar as pacientes idosas e usar linguagem inadequada.

Talvez, os cuidadores das pacientes idosas, fossem familiares ou não, quiseram poupá-las do diagnóstico. Assim, foi observado que a omissão do diagnóstico a pacientes foi justificada em razão de serem idosas, geralmente por solicitação dos parentes ou responsáveis pela paciente, com anuência do médico. Como as pacientes idosas frequentemente são dependentes de seus familiares, muitas vezes a notícia do diagnóstico é dada apenas à família, que não repassa para a paciente, possivelmente para evitar sofrimento adicional que a afligirá ainda mais.

Talvez, no momento de transmitir o diagnóstico, os médicos tiveram dificuldade em adequar sua linguagem para uma forma simples e apropriada para compreensão da paciente.

Na pesquisa, foi constatado que 71% das pacientes estavam informadas e satisfeitas com a forma como foi transmitido o diagnóstico de câncer e que 15% estavam insatisfeitas. Para estas, na maioria das vezes a informação havia sido transmitida ou por algum técnico da enfermagem ou da radiologia, durante a realização dos exames, ou por um médico não envolvido com o tratamento. Isso demonstrou que, até o início da indicação cirúrgica, a paciente havia sofrido com pareceres e informações apenas de amigos, conhecidos e familiares que não eram profissionais da saúde. Por fim, a insatisfação também demonstrou associação significativa com baixo nível de escolaridade.

De acordo com o estudo em questão, detectou-se que, quanto maior o grau de escolaridade, maior a porcentagem de pacientes informadas sobre o diagnóstico de câncer. Por outro lado, condições econômicas favoráveis e maior grau de escolaridade, apesar de trazerem maior consciência do diagnóstico de câncer, podem gerar angústia, aflição e insegurança em virtude da busca de informações sobre sua condição na internet ou com pessoas que, mesmo tendo tido diagnóstico de câncer, não têm todos os instrumentos necessários para fornecer orientações adequadas de acordo com as diversas particularidades de cada caso. Não é demais reforçar que o câncer de mama é uma doença cada vez mais complexa, com heterogeneidade de apresentação e ampla gama de tratamentos, tornando praticamente pouco provável obter um caso clínico com similaridades a outro.

Entre as pacientes que tinham programação de reconstrução mamária, todas as avaliadas na pesquisa demonstraram conhecimento do diagnóstico, sugerindo que a consulta com outro especialista – no caso, o cirurgião plástico – além do mastologista ofereceu uma segunda oportunidade para discussão e esclarecimento dos motivos da internação e da cirurgia. A mesma situação acontece com as pacientes que iniciam o tratamento pela quimioterapia, precedendo a cirurgia, e se consultam com o oncologista clínico.

Elisabeth Kübler-Ross, psiquiatra suíça que estudou as fases de aceitação diante do diagnóstico de uma doença fatal, reforça que o momento de discutir o problema com o paciente deve ser precedido de um processo prévio de fortalecimento de sua estrutura psicológica. Em alguns casos, seria relevante, inclusive, aguardar que problemas atuais alheios à doença fatal sejam solucionados. Isso evitaria o acúmulo de revelações de conteúdo negativo em um momento de fragilidade.

Apesar de os conceitos terem sido desenvolvidos inicialmente em 1969, eles continuam válidos na prática clínica. As fases descritas por Kübler-Ross, que corresponderiam às respostas dos pacientes a casos de doenças fatais, passaram a ser aplicadas a todo tipo de perda, servindo também para pacientes recentemente diagnosticados com câncer ou doenças graves, para o luto e para perdas familiares, como divórcio.

O modelo proposto por ela descreve cinco estágios discretos pelos quais as pessoas passam ao lidar com perdas, luto e tragédias. Inicialmente, a pessoa adentra em um estado de autodepreciação e, como tal, necessita de apoio a partir dos conceitos de conscientização do seu estado. Os estágios ficaram conhecidos como os cinco estágios do luto. Eles não têm uma sequência, podendo ou não ser evolutivos ou se alternando com o passar dos dias ou mesmo durante o dia. O luto pode durar de seis meses a dois anos, variando de forma interpessoal e de como afetou a vida da pessoa.

As cinco fases, adaptadas, por exemplo, para o câncer, são caracterizadas pelas seguintes indagações:

1. Negação: "isso não pode estar acontecendo comigo!".
2. Raiva: "por que comigo?" ou "não é justo".
3. Negociação: "deixe-me viver e eu prometo..." ou "deixe-me bem até que meus filhos cresçam".
4. Depressão: "estou triste...", "nunca mais serei a mesma", "como vou continuar vivendo?", "vale a pena passar por todo o tratamento?".
5. Aceitação: "tudo ficará bem", "estou sob o cuidado de bons médicos", "entendi ser uma doença crônica, frequente, pela qual muitos passam e se curam".

Segundo Dexeus (1991), a informação mais adequada baseia-se em uma estratégia de explanação gradual das várias etapas da doença, que traz ao paciente uma aceitação parcimoniosa. Essa opinião é compartilhada por outros autores que creem que não existe uma conduta profissional única para todos os casos e que a comunicação do diagnóstico deve ser individualizada, considerando-a parte de uma cadeia de eventos que continuam ao longo da doença. Rinpoche (1992) diz que a verdade deve ser dita em algum momento, "mas sempre da forma mais calma, gentil, sensível e habilidosa possível". Durante as consultas que precedem o diagnóstico de câncer, saber ouvir os sentimentos mais íntimos do paciente e observar cada detalhe do seu comportamento poderá detectar sinais de vulnerabilidade que ajudarão o médico a determinar qual é o momento mais propício para a revelação do diagnóstico.

Outra questão importante, após revelar o diagnóstico, é discutir e obter o consentimento do tratamento, que deve ser escolhido dentre as práticas validadas por consensos universais de sociedades médicas. É recomendável que o paciente receba explicitamente todas as informações sobre as implicações positivas e negativas do tratamento e que dê seu consentimento a cada etapa.

Os pacientes têm o direito de opinar sobre as conveniências do tratamento, dispor de seu corpo, em suas partes e função, e de decidir sobre sua própria vida. Estudos, como o de Arantes e Mamede (2003), têm comprovado que as pacientes com câncer que tiveram oportunidade de participar da decisão sobre a forma de tratamento tiveram menos ansiedade e depressão, minimizando, inclusive, os problemas de esfera sexual.

LITERATURA CONSULTADA

Arantes SI, Mamede MV. A participação das mulheres com câncer de mama na escolha do tratamento: um direito a ser conquistado. Rev Latino-Am Enfermagem. 2003; 11:49-58.

Beauchamp TL, Childress JF. Types of ethical theory – utilitarianism: consequence-based theory e kantianism: obligation-based theory. Principles of biomedical ethics. 4.ed. Nova York: Oxford University Press, 1994. p.47-62.

Dexeus JM. The oncologic patient and the gynecologist. Eur J Gynecol Oncol. 1991; 12:483-9.

Kübler-Ross E. To live until we say goodbye. Englewood Cliffs, NJ: Prentice Hall, 1978. p. 102.

Marshall J. Life extension research: an analysis of contemporary biological theories and ethical issues. Med Health Care Philos. 2006; 9:87-96.

Pan Chacon J, Kobata CM, Liberman SPC. A "mentira piedosa" para o canceroso. Rev Assoc Med Bras. 1995; 41:274-6.

Ricci MD, Silva RV, Filassi JR, Munhoz AM, Giribela AHG, Baracat EC. Análise ética do diagnóstico do câncer de mama. Rev Einstein. 2007; 5(3):220-4.

Rinpoche S. The tibetan book of living and dying. New York: Rigpa Fellowship, 1992. p.173.

CAPÍTULO 4

FISIOLOGIA E ANATOMIA DOS ÓRGÃOS SEXUAIS

Os hormônios são moléculas produzidas por glândulas endócrinas e secretadas na corrente sanguínea para ação em órgãos específicos do corpo. Eles atuam como mensageiros, carregando informações e instruções de um grupo de células para outro. Os hormônios controlam muitas funções do corpo, incluindo crescimento, desenvolvimento e reprodução.

OS HORMÔNIOS (ESTEROIDES) SEXUAIS

Os hormônios sexuais são produzidos nas gônadas, ou seja, nos testículos no gênero masculino e nos ovários no gênero feminino. Eles controlam o surgimento das características sexuais primárias, que começam a aparecer ainda no feto, e secundárias, que surgem na puberdade. Durante toda a vida, os homens e, especialmente, as mulheres terão variações na produção de seus hormônios sexuais.

Os esteroides sexuais têm como principal precursor o colesterol e podem ser produzidos em pequenas quantidades no tecido adiposo, no fígado e nos ossos.

Hormônios sexuais masculinos

Os principais hormônios masculinos são os androgênios. Podem ser produzidos nos testículos (testosterona e androstenediona) e também nas glândulas suprarrenais (deidroepiandrosterona – DHEA).

A testosterona é o mais importante dos androgênios. Promove o desenvolvimento dos órgãos reprodutivos do homem e é responsável por outras características sexuais, como tom de voz mais grave, face mais robusta, maior massa muscular do que a mulher e implantação do cabelo.

Apesar de serem produções menores, o homem também produz estrogênios e progesterona. Tratamentos de câncer que reduzem os níveis hormonais nos homens, como drogas bloqueadoras de testosterona para câncer de próstata, podem afetar sua habilidade de obter ou manter uma ereção e reduzir seu desejo sexual.

Hormônios sexuais femininos

Os principais hormônios sexuais femininos são os estrogênios (estradiol, estrona e estriol) e a progesterona. Os estrogênios mantêm a vagina úmida e flexível, enquanto a progesterona controla a reprodução. Ambos os hormônios são produzidos principalmente nos ovários até a mulher atingir a menopausa e nas glândulas suprarrenais antes e depois da menopausa. Alguns tratamentos contra o câncer podem afetar os níveis hormonais das mulheres em curto e longo prazo, às vezes causando menopausa precoce ou sintomas semelhantes à menopausa. A deficiência do estrogênio, que pode ocorrer naturalmente na menopausa, na paciente com ou sem câncer de mama e naquelas cuja diminuição do estrogênio decorra do tratamento por câncer de mama, termina levando a um estado depressivo, que pode influenciar na sexualidade da mulher.

Nas mulheres, os ovários e as glândulas suprarrenais também produzem pequenas quantidades dos hormônios androgênios. Os níveis de androgênios parecem estar proporcionalmente ligados ao desejo sexual da mulher. Situações que reduzem os níveis de androgênios em mulheres incluem a quimioterapia (durante e depois) e casos de pacientes que possuem tumores com receptores hormonais positivos e que recebem a terapia endócrina, anti-hormonal, baseada na classe de medicações conhecidas como inibidores da aromatase.

ZONAS ERÓGENAS

As áreas do corpo que são altamente sensíveis à estimulação são conhecidas como zonas erógenas. São especialmente sensíveis o clitóris, o introito vulvar e os mamilos nas mulheres; e o pênis, a bolsa escrotal e o ânus nos homens. Outras zonas agradáveis ao toque incluem os seios nas mulheres e o peito nos homens, bem como, para ambos os gêneros, os lábios, as orelhas, o pescoço e a face interna das coxas.

As zonas erógenas podem se localizar em todo o corpo, e não somente nas áreas mencionadas, de modo que cada pessoa tem o seu próprio conjunto de zonas erógenas. Os mamilos podem ser uma zona erógena no homem e o ânus, na mulher. Os pés, as mãos, o umbigo e a face, quando tocados e beijados, podem ser surpreendentemente muito estimulantes.

Se quiser mudar a maneira como faz sexo, a pessoa ou o casal pode descobrir novos prazeres explorando todas as zonas erógenas de seu corpo.

ÓRGÃOS SEXUAIS MASCULINOS

Os órgãos sexuais externos do homem são o pênis, a bolsa escrotal e os testículos; e os internos são a próstata, os epidídimos, as vesículas seminais e os canais deferentes.

Pênis

O pênis é o principal órgão sexual masculino e é composto por três partes: a raiz, onde o pênis se junta ao abdome; o eixo, ou comprimento do pênis; e a glande, que é a extremidade em forma de cone no ápice do eixo. A glande é coberta por uma camada solta de pele chamada prepúcio (em homens que fizeram circuncisão, o prepúcio foi removido). Na parte inferior da glande, tem-se o frênulo (freio), que liga o prepúcio à glande, sendo uma das partes mais sensíveis do pênis. Na ponta da glande, encontra-se uma abertura em fenda, a uretra, por meio da qual passam o sêmen (esperma) e a urina.

Escroto

O escroto é uma bolsa de pele solta na base do pênis e que contém os testículos. Atua como um "sistema de controle climático" para os testículos, mantendo-os um pouco mais frios do que o resto do corpo para permitir o desenvolvimento normal de sêmen, com espermatozoides viáveis.

Testículos

Os testículos são glândulas de forma ovoide que ficam dentro do escroto. Eles produzem e armazenam o sêmen, e produzem a maior parte dos androgênios.

ÓRGÃOS SEXUAIS FEMININOS

Os órgãos sexuais externos da mulher são o vestíbulo vulvar (delimitado pelos pequenos lábios, que é a entrada da vagina, onde se encontram as glândulas de Bartholin e Skene), a vagina, os pequenos e os grandes lábios, o monte de púbis e o períneo. Os órgãos internos são o colo e o corpo uterino, as tubas uterinas e os ovários (Figuras 1 e 2).

Glândulas de Bartholin

As glândulas de Bartholin, também chamadas de glândulas vestibulares maiores, são glândulas alojadas na parede vaginal, lateralmente, visualizadas como dois orifícios que se exteriorizam no introito vulvar, inferiormente. Têm função de lubrificar o canal vaginal, preparando-o para o ato sexual.

Glândulas de Skene

As glândulas de Skene (ou glândulas parauretrais), também conhecidas como próstata feminina, possuem orifícios que se exteriorizam bilateralmente ao lado da uretra. Ficam mais próximas da vagina do que do clitóris. Pelos seus orifícios, desembocam os ductos que secretam uma enzima chamada PDE5, que intervém na excitação e na ejaculação feminina.

Clitóris

O clitóris é o principal órgão de prazer sexual para as mulheres. Está localizado onde os pequenos lábios se juntam, próximo ao monte de púbis. O clitóris é composto por tecido erétil altamente sensível e fica ereto durante a excitação. Abaixo do clitóris, encontra-se a uretra, cuja finalidade é eliminar a urina acumulada na bexiga.

Monte de púbis

O monte de púbis é a área de tecido adiposo coberta de pelos púbicos.

Grandes lábios

Os grandes lábios correspondem aos lábios externos da vulva.

Pequenos lábios

Os pequenos lábios são os lábios internos da vulva, que delimitam o vestíbulo vulvar.

Vagina

A vagina é o canal do órgão sexual feminino que se estende do colo do útero à vulva. A cada lado da abertura externa da vagina estão as glândulas de Bartholin, secretoras de um muco lubrificante durante o coito; e as glândulas de Skene que, além de servirem para a excitação e a lubrificação, supostamente seriam responsáveis pela ejaculação feminina em algumas mulheres. O limite entre a vagina e a vulva constitui uma dobra, o hímen, que se localiza na porção mais anterior do canal vaginal em mulheres que nunca tiveram relações sexuais, enquanto em mulheres que já tiveram relações encontram-se resquícios himenais.

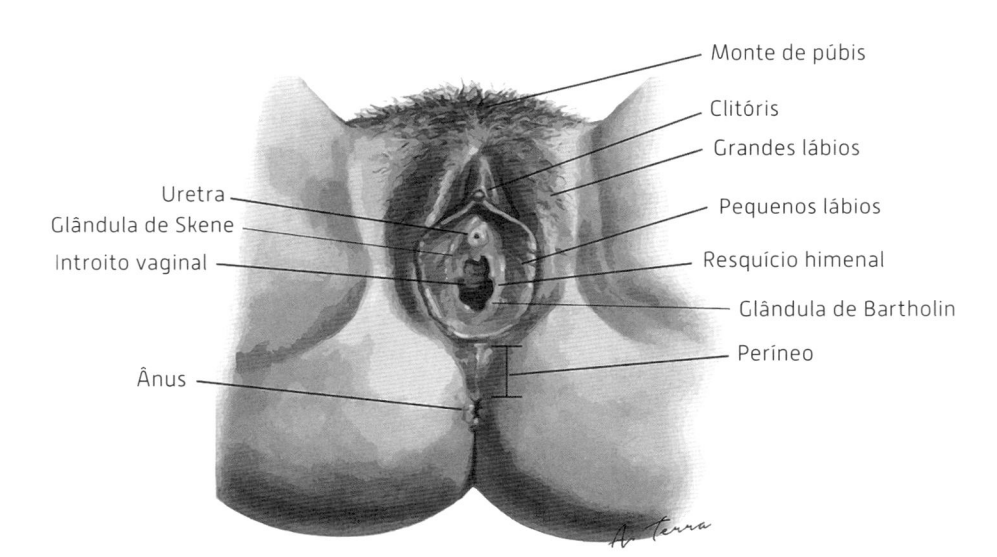

FIGURA 1   ÓRGÃOS SEXUAIS FEMININOS EXTERNOS.

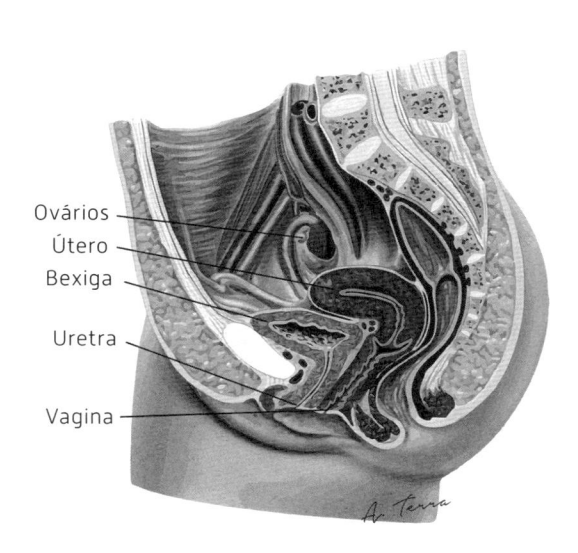

FIGURA 2   ÓRGÃOS SEXUAIS FEMININOS INTERNOS.

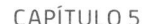

CAPÍTULO 5

SEXUALIDADE HUMANA E FISIOLOGIA DA RESPOSTA SEXUAL

Cada vez mais se reconhece a importância da saúde sexual para a longevidade das relações afetivas e como parte da saúde global e bem-estar do indivíduo. A partir do final do século XIX, Sigmund Freud desenvolveu um amplo conceito sobre o significado da sexualidade. Segundo sua teoria, a sexualidade está presente desde o nascimento e é desenvolvida ao longo da vida, sendo capaz de mobilizar a saúde física e emocional, passível de sofrer influência de fatores orgânicos, psicológicos e socioculturais.

De acordo com a Organização Mundial da Saúde (OMS), "a sexualidade é influenciada pela interação de fatores biológicos, psicológicos, socioeconômicos, políticos, culturais, éticos, legais, históricos, religiosos e espirituais. Constituindo um aspecto fundamental do ser humano, envolve as identidades de gênero, sexo, orientação sexual, erotismo, prazer, intimidade e reprodução". Além disso, é um direito do indivíduo, uma vez que estrutura a identidade e a personalidade de cada um, proporcionando bem-estar físico, psicológico e sociocultural.

A sexualidade é regida por valores culturais, religiosos e sociais, que são impostos desde a infância, e por experiências prévias. Para que a vida sexual transcorra de forma saudável, é necessário assegurar a integridade dos seguintes sistemas: neurológico, vascular e endocrinológico. Qualquer alteração em algum desses sistemas pode gerar desconfortos, levando às disfunções sexuais.

Os níveis de desejo sexual, ou seja, a libido, são afetados pelo bem-estar físico e emocional, pela satisfação no atual relacionamento, pela imagem corporal e pelos níveis de hormônios sexuais, assim como pelo desejo de expressar amor e de dar e receber prazer.

O prazer é sentido apenas se as parcerias estiverem sexualmente excitadas e, para isso, seus corpos devem estar preparados para sentir as profundas transformações provocadas pelo coito consentido. Ao contrário, sem consentimento do sexo e quando o pênis está flácido e sem ereção e a vagina está estreita e pouco lubrificada, não há prazer.

A sexualidade começa na mente. O cérebro é encarregado de fazer uma pessoa se sentir interessada em sexo por meio de memórias, do olfato (feromônio), dos sentimentos e da imaginação. Esses elementos são criados a partir do que a pessoa vê, cheira, toca, experimenta, ouve e se lembra. Se a pessoa está deprimida, ansiosa ou preocupada com o câncer, por exemplo, provavelmente estará menos interessada em sexo.

A mente também afeta a imagem corporal, isto é, como a pessoa se sente sobre seu corpo e como percebe sua aparência. Após ocorrerem mudanças no corpo – por exemplo, durante e após o tratamento de câncer –, mesmo que elas não sejam visíveis para os outros, a pessoa pode se sentir "menos homem" ou "menos mulher", ou, ainda, sentir-se menos atraente.

Em circunstâncias de diagnóstico e tratamento do câncer de mama, muitas vezes surgem pensamentos desnecessários sobre a imagem corporal ou medo da dor e da rejeição que podem levar a paciente a evitar a intimidade e o sexo.

Comumente, a mulher evita sua parceria pressentindo que ela possa vir a ter uma aversão de sua nova silhueta. É compreensível também que a parceria, às vezes, se distancie por receio de machucar sua parceira e por respeito a um possível estado de recolhimento decorrente do diagnóstico de câncer. Em geral, a parceria teme que o fato de demonstrar interesse em continuar desfrutando do sexo pareça um desrespeito a esta fase difícil pela qual sua parceira está passando.

Na realidade, a paciente deseja ser acolhida, abraçada, sentir-se atraente como antes. Mesmo que as tentativas não terminem em uma relação sexual, as trocas de afeto irão dessensibilizar os "fantasmas", o estresse e o medo das primeiras aproximações físicas.

É tangível que o desejo e a resposta sexual mudem inicialmente para ambas, paciente e parceria, após o diagnóstico e o tratamento do câncer. Embora seja difícil para ambas conciliarem, de imediato, um recente diagnóstico de câncer de mama e o interesse sexual, é proveitoso não demorar para adotar uma estratégia que balanceie esses dois aspectos da atual situação. Assim, é essencial que o casal busque a recuperação do desejo ou, até mesmo, a melhora da resposta sexual.

Em geral, quanto menos sexualmente ativo é um indivíduo, menos intensa é a sua resposta sexual. Isso significa que, quanto maior o intervalo de dias entre uma relação sexual e a outra, maior a dificuldade em voltar a fazer sexo com a mesma frequência.

Desfrutar do sexo e da intimidade depende, sem dúvida, de como era a relação e o vínculo emocional e físico do casal antes do aparecimento do câncer. Quanto mais o casal compartilhar a vida em toda sua cumplicidade e plenitude, combatendo as adversidades e aproveitando as benevolências, enfrentará mais facilmente algo negativo que recaia sobre um deles. Diante das condições mais adversas possíveis, estarem um ao lado do outro e serem companheiros traz um estado de paz, confiança e conforto excepcional ao casal.

Já o ciclo da resposta sexual em si necessita de desempenho e desejo dos dois, como reviver experiências prévias positivas ou agir de uma nova maneira em relação a determinadas atitudes. Uma sugestão é começar a atividade sexual mesmo que o desejo ainda esteja baixo ou que não esteja excitado; talvez, não atinja o orgasmo nas primeiras vezes, mas pode sentir, sim, prazer e satisfação sexual.

As transformações fisiológicas que ocorrem tanto no homem como na mulher, mencionadas anteriormente, têm por finalidade preparar para o coito o casal ainda não excitado. Essas modificações não se limitam à área genital. A excitação sexual provoca reações neurológicas, vasculares, musculares e hormonais que afetam o funcionamento de todo o corpo. As transformações dos órgãos genitais são produzidas, sobretudo, pela vasodilatação local. Como resposta aos estímulos sexuais, os órgãos sexuais da mulher e do homem ficam entumecidos por sangue e dilatados. Assim, são desencadeados os pilares do coito: ingurgitamento do pênis, produzindo ereção no homem; e dilatação venosa em torno da vagina, propiciando lubrificação e ingurgitamento da vagina, do clitóris, dos pequenos e dos grandes lábios na mulher.

ETAPAS DO CICLO DE RESPOSTA SEXUAL

O primeiro ciclo de resposta sexual humana foi estudado e descrito, em 1966, por William Masters e Virginia Johnson. O modelo linear é constituído por quatro fases: excitação, platô, orgasmo e resolução. A forma clássica da resposta sexual, documentada por Masters e Johnson, iniciou-se a partir de observações sobre respostas fisiológicas de 600 homens e mulheres, cuja idade variou de 18 a 89 anos, durante mais de 2.500 ciclos de respostas sexuais.

Considerando a forma clássica, a maioria das pessoas experimentaria os quatro estágios da resposta sexual. No entanto, pode haver uma experiência sexual satisfatória sem passar por todos eles, visto que, por exemplo, muitas pessoas desfrutam da intimidade e do prazer do sexo com ou sem orgasmo.

Estágio 1 – Excitação

Uma pessoa pode se excitar ao ver alguém de quem gosta, por quem se sente atraído e que ame. A excitação também pode se originar

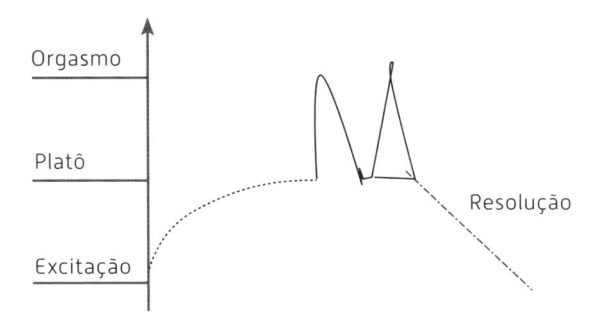

FIGURA 1   CICLO LINEAR (CLÁSSICO) DA RESPOSTA SEXUAL
HUMANA PROPOSTO POR MASTER E JOHNSON.
Fonte: adaptada de Master e Johnson, 1966.

de um pensamento ou uma fantasia sexual; ou surgir ao ter seus órgãos genitais ou pontos erógenos tocados, beijados e acariciados; ou advir do início da automasturbação.

Estágio 2 – Platô

É um estágio de excitação mais intensa. O platô pode levar ao orgasmo, embora isso nem sempre aconteça.

Estágio 3 – Orgasmo

É o pico ou o clímax da resposta sexual. Os músculos da área genital contraem-se de forma rítmica, enviando ondas de sensações prazerosos por todo o corpo. Nos homens, o sêmen percorre a uretra até se exteriorizar como ejaculação peniana. Os orgasmos femininos envolvem sensibilidade intensa do clitóris e ampliação do espaço virtual da vagina. Algumas mulheres também experimentam uma pequena ejaculação.

Estágio 4 – Resolução

Nessa fase, as funções do corpo retornam lentamente ao normal. Algumas mulheres podem retornar rapidamente à fase de orgasmo e ter múltiplos orgasmos, apesar de muitas delas se sentirem satisfeitas após um orgasmo. Os homens geralmente necessitam de algum tempo para retornar ao estágio de platô novamente, e o avanço da idade pode fazer isso demorar horas ou dias.

Em 1977, Kaplan modificou o modelo clássico de Masters e Johnson, excluindo o platô e inserindo o desejo, afirmando que o desejo é necessário ao ser humano para deflagrar a excitação sexual e o subsequente orgasmo. Apesar de esse modelo aparentar ser mais apropriado para o gênero masculino, é o modelo aceito atualmente pela Organização Mundial da Saúde (OMS).

O MODELO CIRCULAR DE BASSON

Enquanto o modelo de Masters e Johnson (1966) procurava contemplar um modelo de resposta sexual comum a homens e mulheres, o de Kaplan (1977) procurou atentar apenas à resposta sexual masculina. Em 2001, Rosemary Basson propôs um modelo circular de resposta sexual feminina, que se inicia com o desejo, desencadeia a excitação, o orgasmo ou a satisfação emocional e física (com ou sem orgasmo) e, por fim, o estado de resolução ou a neutralidade. Diferentemente dos homens, para muitas mulheres a intimidade emocional, mesmo sem o orgasmo, é tão importante quanto sua

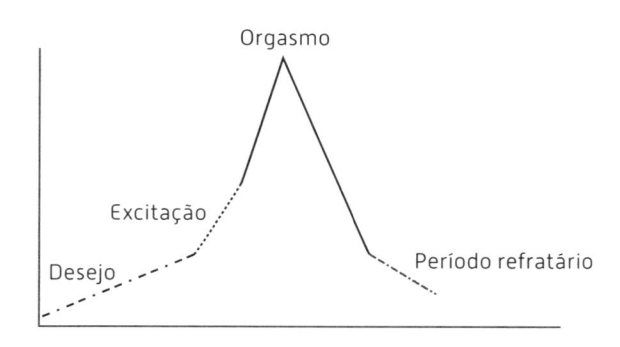

FIGURA 2   CICLO LINEAR DA RESPOSTA SEXUAL MODIFICADO POR KAPLAN (1977).

presença. Na fase de resolução, se a mulher for estimulada novamente, pode acontecer de o ciclo se reiniciar com a excitação. Portanto, desejo e excitação estariam inter-relacionados e, até mesmo, superpostos em um ciclo de resposta sexual feminina, podendo um estimular e reforçar o outro, e vice-versa.

O modelo circular de Basson aborda quatro aspectos diferentes da resposta sexual feminina.

No homem, a testosterona é um precursor da estimulação sexual, diferentemente da mulher, cujo estímulo sexual depende muito pouco da influência hormonal. A motivação feminina depende de recompensas que não são especificamente sexuais (prazer), como a proximidade emocional com a parceria, o desejo de reprodução, a expressão ou identidade sexual, que ativariam o ciclo de resposta sexual.

Desejo sexual

O desejo sexual configura o início da resposta e compreende um impulso produzido pela atividade de centros específicos do cérebro que se conectam com outros centros corticais, constituído por fantasias e vontade de ter a atividade sexual.

Excitação

Nessa fase, ocorre o sentimento de prazer sexual e as alterações fisiológicas concomitantes com a lubrificação vaginal, que se inicia em poucos segundos, decorrente do aumento no fluxo sanguíneo genital. Com o aumento da lubrificação, a penetração do pênis pode ocorrer sem trauma. Ocorre o ingurgitamento vaginal, levando ao estreitamento da vagina e produzindo o efeito de aprisionamento do pênis durante a penetração.

Orgasmo

É o momento em que ocorre o ápice do prazer sexual, com contrações do terço inferior da vagina e contrações rítmicas do esfíncter

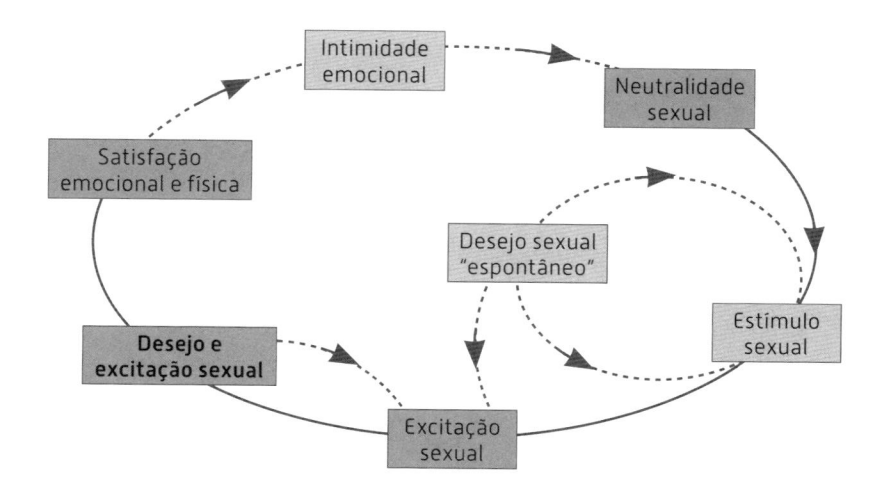

FIGURA 3 MODELO CIRCULAR DO CICLO DE RESPOSTA SEXUAL ADAPTADO POR BASSON.
Fonte: adaptada de Basson, 2001.

anal. É a sensação sexual mais intensamente prazerosa, sendo uma reação que envolve contrações espasmódicas simultâneas dos músculos do abdome, pescoço, face, nádegas, com ligeira perda da consciência, além do aumento máximo da pressão arterial, da frequência respiratória e dos batimentos cardíacos.

Resolução (neutralidade)

Nessa fase, há uma sensação de bem-estar geral e relaxamento muscular. As mulheres são capazes de responder quase imediatamente a um novo estímulo sexual.

LITERATURA CONSULTADA

Abdo C. Sexualidade humana e seus transtornos. 4.ed. São Paulo: Leitura Médica, 2012.

Basson R. Human sex-response cycles. Journal of Sex & Marital Therapy. 2001; 27(1):33-43.

Cancer Council Australia. Sexuality, intimacy and cancer: a guide for people with cancer and their partners. Sidney: Cancer Council Australia, 2016.

Freud S [1901-1905]. Um caso de histeria, três ensaios sobre sexualidade e outros trabalhos. v.vii. In: Edição Standard Brasileira das Obras Psicológicas Completas de Sigmund Freud. Rio de Janeiro: Imago, 1996.

Glina Sl, Ankier C. Manual prático de condutas em medicina sexual e sexologia. São Paulo: Santos, 2013.

Kaplan HS. A nova terapia do sexo: tratamento dinâmico das disfunções sexuais. Rio de Janeiro: Nova Fronteira, 1974.

Kaplan HS. Hypoactive sexual desire. J Sex Marital Ther. 1977 Spring; 3(1):3-9.

Leiblum SR. Princípios e prática da terapia sexual. 4.ed. São Paulo: Roca, 2011.

Masters WH, Johnson VE. Human sexual response. Toronto/Nova York: Bantam Books, 1966.

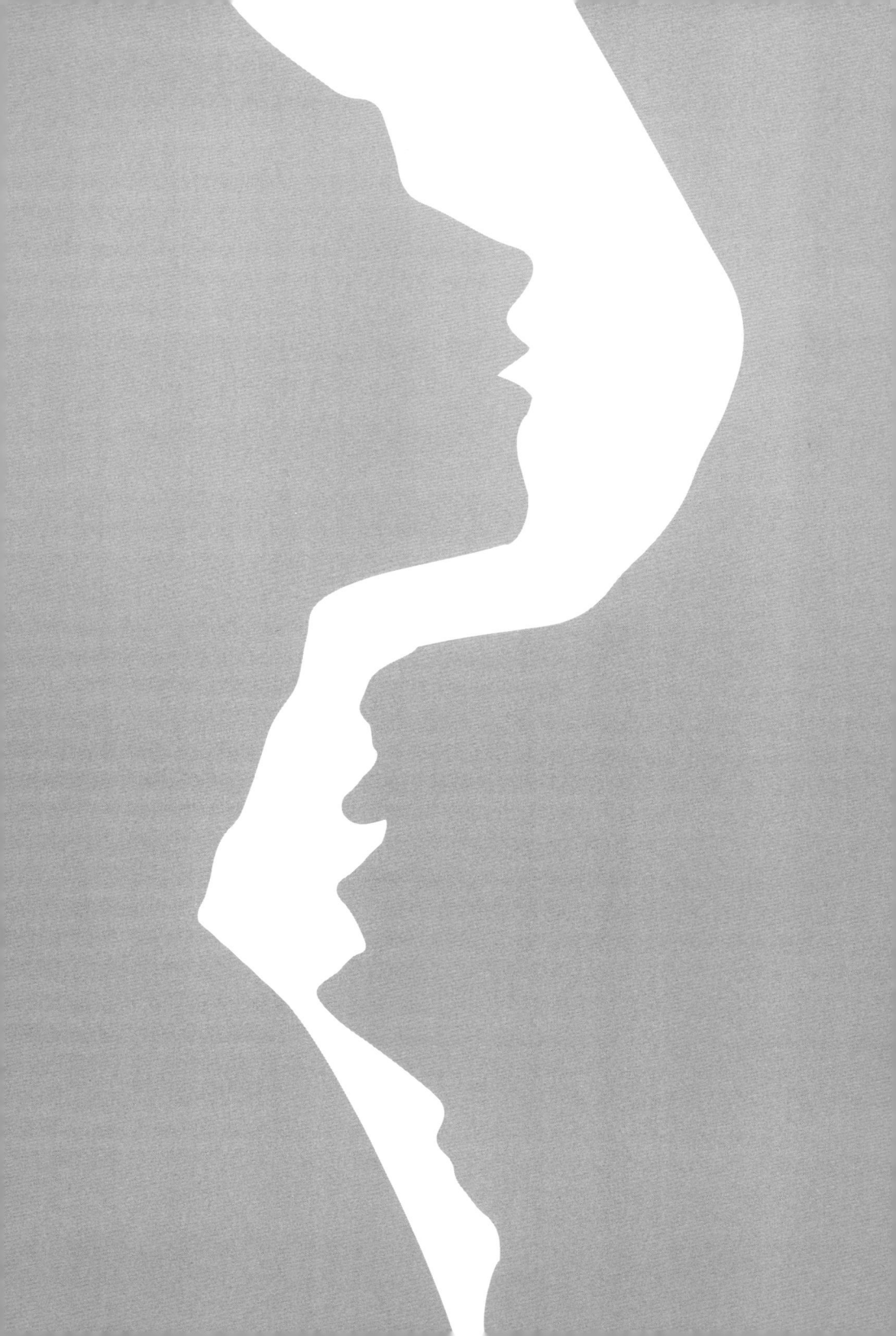

CAPÍTULO 6

DIAGNÓSTICO DAS DISFUNÇÕES SEXUAIS

INTRODUÇÃO

As disfunções sexuais são caracterizadas por alterações que abarcam uma ou mais fases do ciclo de resposta sexual, que impedem o ato sexual no âmbito da satisfação e que sejam persistentes ou recorrentes em pelo menos 75% das relações, levando ao sofrimento do paciente ou dificuldade interpessoal, com duração de pelo menos seis meses. Assim, o diagnóstico das disfunções sexuais requer que esses problemas sejam recorrentes, causem angústia e produzam dificuldades interpessoais.

Podem ocorrer de modo isolado ou combinado; serem primárias (desde o início da vida sexual) ou secundárias (ter surgido após um período de vida sexual saudável); generalizadas (ocorrer em todas as relações sexuais) ou situacionais (ocorrer em situações específicas, como com uma determinada parceria); e decorrerem de fatores psicológicos, orgânicos ou combinados. Podem acontecer em qualquer fase da vida e com causas multifatoriais, visto que envolvem aspectos físicos, psicológicos e sociais ou, até mesmo, serem de causa desconhecida.

As disfunções sexuais estão classificadas de acordo com dois manuais: o *Manual diagnóstico e estatístico de transtornos mentais – 5ª edição* (DSM-5), da American Psychiatric Association (APA), e a

Classificação estatística internacional de doenças e problemas relacionados à saúde – 10ª edição (CID-10). A CID-11 já foi apresentada em junho de 2018 e entrará em vigor somente em 1º de janeiro de 2022.

De acordo com a CID-10, a disfunção sexual ocorre quando um indivíduo é incapaz de participar de uma relação sexual em que ele ou a parceria se satisfaçam.

Neste capítulo, serão tratadas predominantemente as disfunções sexuais femininas e seus desdobramentos.

CLASSIFICAÇÃO DAS DISFUNÇÕES SEXUAIS FEMININAS

A Tabela 1 apresenta as classificações para o gênero feminino, segundo a CID-10 (versão 2008).

O DSM-5, da APA, classifica as disfunções sexuais femininas em quatro grupos:

1. Transtorno do interesse (desejo) e/ou da excitação sexual.
2. Transtorno do orgasmo.
3. Transtorno de dor genital-pélvica (dor na relação sexual e vaginismo).
4. Outros transtornos não especificados ou devidos a alguma condição médica ou induzida por drogas.

TIPOS MAIS FREQUENTES DE DISFUNÇÃO SEXUAL FEMININA

A função sexual feminina é complexa. Cerca de 35 a 50% das mulheres sofrem de alguma disfunção sexual, o que configura um problema de saúde pública que afeta significativamente a qualidade de vida das mulheres. A prevalência aumenta com a idade, a multiparidade e a menopausa, que são considerados fatores de risco importantes. Também podem impactar na função sexual as doenças pélvicas e mamárias, e as cirurgias pélvicas e de mama.

As disfunções sexuais femininas mais frequentes são transtorno hipoativo do desejo sexual (ou transtorno do interesse/excitação sexual), anorgasmia psicogênica, ou transtorno do orgasmo, e

Tabela 1 Classificação das disfunções sexuais femininas, segundo o CID-10 (versão 2008)

F52	Disfunção sexual não causada por transtorno ou doença orgânica
F52.0	Ausência ou perda do desejo sexual
	Frigidez
	Transtorno hipoativo de desejo sexual
F52.1	Aversão sexual e ausência de prazer sexual
	Anedonia (sexual)
F52.2	Falha da resposta genital
	Transtorno de excitação sexual na mulher
F52.3	Disfunção orgásmica
	Anorgasmia psicogênica
	Inibição do orgasmo
F52.5	Vaginismo não orgânico
	Vaginismo psicogênico
F52.6	Dispareunia não orgânica
	Dispareunia psicogênica
F52.7	Apetite sexual excessivo
	Ninfomania
	Satiríase
F52.8	Outras disfunções sexuais não devidas a transtorno ou a doença orgânica
F52.9	Disfunção sexual não devida a transtorno ou a doença orgânica, não especificada

a dispareunia, ou a dor na relação sexual. No Brasil, entre as mulheres, os transtornos de interesse e excitação chegam a 35,1%, a anorgasmia atinge 26,6% e a dispareunia, 17,8%. São de piores prognósticos aquelas de origem primária e generalizada. Todas as disfunções tendem a piorar após a menopausa, em razão da queda hormonal e da atrofia genital subsequente.

O transtorno hipoativo do desejo sexual afeta quatro vezes mais mulheres do que homens, e é definido como a ausência ou a diminuição de interesse ou desejo sexual, dos pensamentos ou das fantasias sexuais, bem como falta do desejo responsivo. Na presença dessa disfunção, são escassas ou ausentes as motivações para tentar se tornar sexualmente excitada. Essa situação pode ser explicada por fatores culturais, religiosos, sociais e relacionais e por experiências pregressas (como abuso sexual, físico e emocional). Também são facilitadores do transtorno hipoativo do desejo sexual: ritmo de vida com estresse pessoal e/ou profissional, baixo nível de educação sexual, autoimagem prejudicada decorrente de baixa autoestima, fatores contextuais inapropriados (ambiente imoral, abuso de medicamentos e de drogas ilícitas), alterações físicas, como doenças concomitantes (depressão, doenças cardiovasculares avançadas, cânceres, distúrbios endócrinos) ou menopausa, e causas iatrogênicas (cirurgias e radioterapia pélvica).

A manutenção do desejo e da excitação sexual – que evitaria o aparecimento do transtorno hipoativo do desejo sexual – depende sistemicamente da integridade da produção hormonal de testosterona, hormônio responsável pela motivação sexual, pelos ovários e pelas glândulas suprarrenais e da produção estrogênica necessária para ação da testosterona. O sistema neurológico também atua nesse âmbito. Os neurotransmissores promotores da resposta sexual são a dopamina, a acetilcolina, a norepinefrina, o glutamato e a ocitocina. Os inibidores são a serotonina, a prolactina, o ácido gama-aminobutírico (Gaba), os opioides e a epinefrina.

No transtorno do orgasmo (ou anorgasmia psicogênica), a mulher ou o homem não sente o orgasmo em si na maioria das vezes em que faz sexo, apesar de o desejo e a excitação estarem preservados. Portanto, o fato de não sentir o orgasmo não decorre de disfunções surgidas em fases anteriores do ciclo de resposta sexual. Há desejo e excitação, mas não se atinge o momento orgásmico. A anorgasmia pode ser psicológica, pela falta de conhecimento de seus próprios órgãos genitais, por não ter hábito de masturbação, por não ser adequadamente estimulada pela parceria e por não ter o hábito de criar fantasias sexuais.

Durante o orgasmo feminino, os músculos da vagina, do períneo e do útero contraem-se, com expansão do canal vaginal posterior e contração do terço anterior da vagina e do esfíncter anal externo. A liberação de neurotransmissores promove reações em todo o corpo: ereção dos mamilos, enrubescimento facial, aceleração da frequência cardíaca e respiratória, aumento da pressão arterial e da temperatura, ereção do clitóris, miotonia generalizada, sudorese e dilatação das pupilas. A integridade dos plexos vagais (simpático e parassimpáticos) que inervam o útero e a vagina, e do nervo pudendo que inerva os lábios e o clitóris, é importante para a manutenção das respostas sensitiva e motora locais. Além disso, para a deflagração da resposta sexual fisiológica, é necessária a interconexão entre os influxos eferentes, a medula espinhal, o córtex frontal e o sistema límbico.

A dispareunia e a dor genital podem ocorrer antes, durante ou após o coito, na ausência de vaginismo (que é a contração involuntária da musculatura perineal e pélvica com estreitamento da vagina). A repetição da dor durante o coito pode causar angústia e dificuldades interpessoais, levando a paciente à antecipação de uma experiência sexual negativa, evitando o sexo. As causas sistêmicas são responsáveis por 60% dos casos de dispareunia e dor genital, entre elas: miomatose uterina, doenças inflamatórias e infecciosas do trato genital, doenças musculares, atrofia genital menopáusica, doença neurológica causadora de restrição física, varizes pélvicas, endometriose e iatrogênicas (pós-cirúrgicas ou pós-radioterapia pélvica).

Para a prevenção e o tratamento das questões sexuais na mulher com câncer de mama, é importante a investigação da função sexual pré-diagnóstico, o tipo de terapêutica utilizada e também a situação conjugal atual. Esclarecimentos acerca de questões sobre a fertilidade, como a criopreservação de oócitos, também devem fazer parte da abordagem prévia ao tratamento para o câncer de mama em pacientes em idade reprodutora. Já estão disponíveis hoje em dia boas técnicas de intervenção psicológica para amenizar os efeitos negativos inerentes ao diagnóstico e ao tratamento de câncer de mama.

OBTENÇÃO DO DIAGNÓSTICO DAS DISFUNÇÕES SEXUAIS FEMININAS

Para garantir um diagnóstico correto da disfunção sexual, é fundamental obter o histórico clínico e realizar exame físico e avaliações psicológicas, coletando a história sexual completa da paciente, considerando preocupações e equívocos em relação à sexualidade.

No entanto, a coleta do histórico e das preocupações sexuais pode gerar desconforto para a paciente e também para o médico. Poucas mulheres têm iniciativa de falar sobre suas dificuldades sexuais e apenas uma minoria dos ginecologistas questiona sobre a função sexual de suas pacientes. Além disso, menos de 40% dos serviços que atendem pacientes oncológicos apresentam atendimento direcionado para a sexualidade feminina.

A abordagem atual para o diagnóstico de disfunção sexual baseia-se em modelos que combinam aspectos psicológicos e biológicos, considerando três dimensões:

- Fatores preexistentes: função e satisfação sexual, idade, imagem corporal, bem-estar geral e doenças preexistentes.
- Fatores atuais: tipo de câncer, grau de comprometimento, incapacidade e desconfortos implicados na sexualidade. Registrar também as alterações fisiológicas e estéticas, os medicamentos utilizados e os tratamentos realizados, além do cirúrgico, como quimioterapia e radioterapia.
- Fatores conjugais: reação da paciente e da parceria à doença, resposta afetiva, estilo de enfrentamento, impacto da imagem corporal e alterações na dinâmica do relacionamento. A qualidade do relacionamento antes da doença é fator determinante

nesse processo, além da resiliência da paciente e da parceria para superação das limitações inerentes à nova condição.

Assim, o diagnóstico de questões de saúde sexual requer uma história sexual completa, incluindo uma história geral da paciente para identificação de fatores de risco, como depressão, doenças preexistentes clínicas e psiquiátricas, pois muitas delas podem induzir ou piorar uma disfunção sexual. A história medicamentosa também deve ser avaliada em razão do seu impacto sobre a função sexual, incluindo o uso de antidepressivos e terapias endócrinas. A avaliação física individual é necessária, para identificação de patologias não citadas na anamnese, além da entrevista com as parcerias em conjunto.

Recursos para obter o diagnóstico

Quando a disfunção sexual é o foco específico, tal exame pode despertar emoções ligadas às experiências sexuais passadas, que podem ter sido dolorosas.

Por isso, não por acaso, as disfunções sexuais são avaliadas por meio de questionários, cujas respostas recebem notas para cada fase do ciclo de resposta sexual e, assim, identificam, além da presença ou não da disfunção, a fase na qual a disfunção está inserida. Os questionários preenchidos pela paciente permitem a avaliação das questões objetivas e subjetivas que envolvem a atividade sexual e podem auxiliar na avaliação da eficácia de medidas terapêuticas.

Dentre os diversos questionários para avaliação da função sexual, os mais utilizados são: Índice da Função Sexual Feminina (FSFI), Escala de Distúrbio Sexual Feminino (FSDS), Perfil Breve da Função Sexual Feminina (B-PFSF) e Questionário de Qualidade de Vida Sexual (SLQQ).

O Índice da Função Sexual Feminina (FSFI), que é o mais aplicado para avaliar as disfunções sexuais femininas, contém dezenove questões que informam sobre cinco domínios da resposta sexual:

desejo e estímulo subjetivo, lubrificação, orgasmo, satisfação e dor ou desconforto. As notas individuais correspondem à soma dos itens que compreendem cada domínio e fornecem o escore ponderado. A pontuação final (mínimo de 2 e máximo de 36) é obtida pela soma dos escores ponderados de cada domínio. O FSFI foi desenvolvido para avaliar a função sexual em protocolos clínicos e epidemiológicos, mas também serve como ferramenta de triagem porque possui ponto de corte validado. A maior limitação desse teste é a falta de dados sobre a condição da parceria sexual da paciente. Sua aplicação leva de 10 a 20 minutos e tem como ponto de corte 26,55.

No Brasil, também é bastante utilizado o Quociente Sexual – versão Feminina (QS-F), que foi validado pela psiquiatra e sexóloga brasileira Carmita Abdo. A partir de dez perguntas baseadas no histórico sexual dos últimos seis meses, são avaliadas funções sexuais femininas como desejo, excitação, dor, orgasmo e satisfação sexual. Após análise, o quociente pode ser categorizado como sexo nulo ou ruim, ruim a desfavorável, desfavorável a regular, regular a bom e bom a excelente.

Um estudo nacional que acompanhou 360 mulheres em Natal (RN) mostrou que cerca de 67% delas apresentaram escore igual ou abaixo de 26,55 (FSFI), sendo identificados os seguintes fatores de risco para disfunção sexual: idade acima de 56 anos, divórcio, sedentarismo, ausência de terapia hormonal e pior qualidade de vida geral. Outro estudo transversal avaliou 216 mulheres, das quais 63 não apresentavam vida sexual ativa, mas 71,3%, ou seja, 154 mulheres do estudo apresentavam desejo sexual hipoativo. Os fatores que predispunham às disfunções sexuais estavam relacionados à baixa qualidade global de vida: sedentarismo com índices de massa corpórea elevados e depressão. Houve indícios de que as condições sociodemográficas, biológicas e variáveis comportamentais também influenciam a função sexual.

Para avaliar a autoimagem e a atividade sexual especificamente em pacientes tratadas por câncer, diversas escalas já foram desenvolvidas, mas apenas uma foi validada. A escala Sexual Adjustment and Body Image in Breast Cancer Pacients (SABIS) é um questionário com 28 perguntas e que deve ser preenchido pela própria paciente. Dez questões referem-se à autoimagem, englobando satisfação com a atratividade corporal e conforto em mostrar seu corpo a outras pessoas antes e após o tratamento. Dezoito são relativas à sexualidade, abarcando confiança e satisfação sexual antes e depois do câncer e a importância das mamas no contexto sexual.

A AUTOIMAGEM E AS DISFUNÇÕES SEXUAIS

Fatores fisiológicos, psicológicos e interpessoais são passíveis de impactar negativamente na função sexual. Na vigência de qualquer tipo de câncer, tanto o diagnóstico quanto o tratamento propostos podem influenciar direta e indiretamente a função sexual. O câncer de mama configura uma situação peculiar, já que as mamas desempenham papel relevante na sexualidade feminina, uma vez que compõem uma das principais zonas erógenas da mulher, além de serem relacionadas à feminilidade e ao erotismo. Por isso, o câncer de mama habitualmente cursa com piora da autoestima e presença de depressão. Por outro viés, funciona como um teste psicológico para a parceria e para testar a capacidade do casal em abordar novos repertórios sexuais durante a recuperação ou o pós-operatório.

Em uma pesquisa feita em 2016, Fobair et al. relacionaram a autoimagem com as disfunções sexuais em mulheres tratadas com câncer de mama, todas com relacionamentos estáveis, entre 22 e 50 anos de idade, acompanhando-as até sete meses após o diagnóstico. 50% delas sentiram-se inadequadas corporalmente após a cirurgia e 52% relataram alguma disfunção sexual, sendo 28% com quadros severos. Além da autoimagem, foram verificados outros fatores predisponentes para disfunção sexual: a cumplicidade da parceria e a queda da saúde mental (depressão e fadiga).

Maiorivo et al., também em 2016, coordenaram uma pesquisa de metanálise que englobou 27 estudos realizados em mulheres com câncer, e reportaram escores abaixo de 20 para aquelas que relataram alguma disfunção sexual; prevalência de 60% de disfunção sexual; resultando na queda da qualidade de vida global em 56% dessas pacientes. Os escores segundo o FSFI para cada tipo de tumor foram: 16,2 para câncer colorretal, 18,1 para câncer pélvico ginecológico e 19,6 para câncer de mama.

Como já mencionado, o tratamento para câncer de mama é composto por cirurgia, radioterapia, quimioterapia e hormonioterapia. Todas elas influenciam na autoimagem da mulher.

Inevitavelmente a cirurgia para tratamento do câncer de mama afeta a autoimagem, mesmo com uso de técnicas oncoplásticas de reconstrução e simetrização mamárias. A radioterapia também altera o resultado estético final da mama, além de poder produzir dor local e contratura de implantes mamários. A quimioterapia altera o estado geral, com grande desgaste corporal e potencial para causar infertilidade decorrente da toxicidade ovariana, fator que pode propiciar disfunção sexual de origem psicológica ao levar à impossibilidade de gestar um filho. A hormonioterapia também produz efeito sobre a autoimagem, com queda da qualidade de vida em razão dos efeitos colaterais, como dor articular, ganho de peso e secura vaginal, esta última podendo levar à dispareunia.

Em alguns casos selecionados, pode estar indicada a ooforectomia profilática (retirada preventiva dos ovários), visando à redução de recorrência ou ocorrência de câncer de mama ou de ovário. Claramente, a autoimagem fica prejudicada nesses casos.

A realização de salpingo-ooforectomia (retirada das trompas uterinas e ovários) é deletéria (prejudicial) quando realizada em mulheres na pré-menopausa, afetando a função sexual em todos os pontos do ciclo sexual, enquanto na mulher pós-menopáusica só reduz o desejo sexual. Ademais, no contexto da autoimagem, a salpingo-ooforectomia também cursa com: piora do perfil lipídico (colesterol) e glicêmico, com aumento do risco para doenças cardiovasculares e osteoporose; piora da concentração e da memória; perda de massa muscular, inclusive, do assoalho pélvico, predispondo à ocorrência de prolapso genital (queda dos órgãos pélvicos dentro da vagina) e de incontinência urinária e fecal; além de sintomas gerais desagradáveis como fogachos (calores), insônia, formigamento nas mãos e pés, e labilidade emocional. Essas circunstâncias influenciam sobremaneira a autoimagem da mulher com câncer de mama.

ABORDAGEM DAS DISFUNÇÕES SEXUAIS

Em uma terapia sexual, a avaliação do casal deve levar em conta as diferenças pertinentes ao gênero masculino e feminino, para os casais heterossexuais.

Para o homem, o pilar para o coito é o ingurgitamento, ou seja, a ereção do pênis. As disfunções de ereção são atualmente tratadas de forma simples e eficiente por meio da administração de drogas inibidoras da 5-fosfodiesterase, como sildenafil (Viagra®, Dejavú®, Suvvia®), vardenafil (Levitra®) e tadalafil (Cialis®, Tada®, Zyad®); aplicação de injeções penianas vasodilatadoras de prostaglandinas E1, como o alprostadil (Caverject®); e também pelas próteses penianas.

Já para a mulher, o pilar para o coito é a lubrificação vaginal e o ingurgitamento dos órgãos genitais – vulva, vagina e clitóris. É uma conjuntura de acontecimentos que, na presença de alguma disfunção, dificilmente pode ser tratada com algum medicamento isoladamente – talvez porque o coito ideal para a mulher esteja muito ligado ao seu aspecto emocional e psicológico. A perda do ingurgitamento da vulva provoca desconforto na penetração do pênis na vagina, causando dor no ato sexual (dispareunia); a perda do ingurgitamento do clitóris pode diminuir o estímulo sexual, que ainda pode sofrer atrofia da vulva e da vagina no climatério e nas pacientes tratadas por câncer de mama com terapias anti-hormonais. O ressecamento vaginal contraria as premissas das necessidades primárias para o coito ideal.

Nesse ínterim, a mulher com câncer de mama é desfavorecida em relação ao espectro de medicamentos que poderiam minimizar os efeitos de tais perdas. No homem, as medicações disponíveis não são contraindicadas para pacientes tratados por câncer de próstata, que é tão frequente quanto o câncer de mama e que comumente está acompanhado por disfunção erétil. A esperança para as mulheres apoia-se na medicação fiblanserina, apelidada de "viagra feminino" ou "viagra rosa". Ela tem similaridades com antidepressivos, deve ser tomada diariamente e apresenta resultados perceptíveis somente após cerca de um mês do início da administração, prometendo propiciar uma a duas relações sexuais mais prazerosas ao mês. Contudo, a fiblanserina ainda não foi aprovada (até o momento da publicação deste livro) para uso em pacientes com antecedente de câncer de mama.

Alguns antidepressivos, a gabapentina e fitoterápicos podem melhorar os fogachos nas mulheres na pós-menopausa, condição que por si só pode piorar a qualidade de vida global e sexual das mulheres.

Outros tratamentos para as disfunções sexuais femininas, nas mulheres com diagnóstico de câncer de mama, serão abordados em capítulos subsequentes, como a psicoterapia, a fisioterapia para o assoalho pélvico, a *laser*terapia e a radiofrequência.

É notório que o mecanismo que regula na mulher o interesse sexual, a libido e o orgasmo é muito mais complexo quando se compara ao do homem.

LITERATURA CONSULTADA

Abdo C. Sexualidade humana e seus transtornos. 4.ed. São Paulo: Leitura Médica, 2012.

American Psychiatric Association (APA). Diagnostic and statistical manual of mental disorders. 5.ed. – DSM-5. Washington: APA, 2013.

Aslan E, Fynes M. Female sexual dysfunction. Int Urogynecol J. 2008; 19:293-305.

Bartula I, Sherman KA. Development and validation of the Female Sexual Function Index adaptation for breast cancer patients. Breast Cancer Res Treat. 2015 Aug; 152(3):477-88.

Boswell EN, Dizon DS. Breast cancer and sexual dysfunction. Translational Andrology Urology. 2015 Apr; 4(2):160-8.

Falk SJ, Dizon DS. Sexual dysfunction in women with cancer. Fertility and Sterility. 2013; 100(4):916-21.

Fleury HJ, Pantaroto HSC, Abdo CHN. Sexualidade em oncologia. Diagn Tratamento. 2011; 16(2):86-90.

Fobair P, Stewart SL, Chang S, D'Onofrio C, Banks PJ, Bloom JR. Body image and sexual problems in young women with breast cancer. Psychooncol. 2016 Jul; 15(7):579-94.

Gass J, Dupree B, Pruthi S, Radford D, Wapnir I, Atoszewska R, et al. Breast cancer survivorship: why, what and when? Annals of Surg Oncol. 2016; 23(10):3162-67.

Glina S, Ankier C. Manual prático de condutas em medicina sexual e sexologia. São Paulo: Santos, 2013.

Goktas SB, Gun F, Yildiz T, Sakar MN, Caglayan S. The effect of total hysterectomy on sexual function and depression. Park J Med Sci. 2015; 31(3):700-5.

Instituto Nacional de Câncer. Estimativa 2016. Incidência do Câncer no Brasil. Rio de Janeiro: Inca, 2015.

Leiblum SR. Princípios e prática da terapia sexual. 4.ed. São Paulo: Roca, 2011.

Lima SMRR, Silva HFS, Postigo S, Aoki T. Disfunções sexuais femininas: questionários utilizados para avaliação inicial. Arq Med Hosp Fac Cienc Med Santa Casa São Paulo. 2010; 55(1):1-6.

Maiorivo M, Chiodini P, Bellastella G, Giugliano D, Esposito K. Sexual dysfuntion in women with cancer: a systematic review with meta-analysis of studies using Female Sexual Function Index. Endocrine. 2016 Nov; 54(2):329-41.

Organização Mundial de Saúde (OMS). Classificação estatística de doenças e problemas relacionados à saúde – CID-10. Genebra/São Paulo: OMS/Edusp, 2008. Disponível em: <http://www.datasus.gov.br/cid10/V2008/cid10.htm>. Acesso em: 30/08/2018.

Paiva CE, Rezende FF, Paiva BS, Mauad EC, Zucca-Mattes G, Carneseca EC, et al. Associations of body mass index and physical activity with sexual dysfunction in breast cancer survivors. Arch Sex Behav. 2016 Nov; 45(8):2057-68.

Pauls RN. Impact of gynecological surgery on female sexual function. Int J of Impot Res. 2010; 22:105-14.

Rodríguez MC, Chedraui P, Schwager G, Hidalgo L, Pérez-López FR. Assessment for sexuality after hysterectomy using the Female Sexual Function Index. J Obstet Gynecol. 2012 Feb; 32(2):180-4.

Rosen R, Brown C, Heiman J, Leiblum S, Meston C, Shabsigh RM, et al. Female Sexual Function Index (FSFI): a multidimensional instrument for the assessment of female sexual function. J Sex Marital Ther. 2000 Apr-Jun; 26(2):191-208.

Tucker PE, Saunders C, Bulsara MK, Tan JJ, Salfinger SG, Green H, et al. Sexuality and quality of life in women with a prior diagnosis of breast câncer after risk-reducing salpingo-oophorectomy. Breast. 2016 Sep; 1(30):26-31.

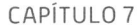

CAPÍTULO 7

TERAPÊUTICA DAS DISFUNÇÕES SEXUAIS

PSICOTERAPIA

Em 2016, três pesquisadores da Universidade de Chicago (Caroll et al.) revisaram 2.231 estudos publicados acerca da terapêutica psicológica para problemas sexuais em mulheres tratadas por câncer de mama.

A quantidade de sessões de terapia de casal necessária para se chegar aos resultados foi em torno de 3 a 6, com duração de 1 a 2 horas. As sessões ou intervenções incluíram a educação psicológica em relação ao câncer e aos efeitos colaterais do tratamento em vários graus, uma vez que a discussão desses fatores pode beneficiar o relacionamento do casal, recondicionando-o para o prazer, e não para a dor. Nesses trabalhos, foram testadas psicoterapias breves focadas nos aspectos mais íntimos e vulneráveis que o casal encara no relacionamento, e a terapia focada nas emoções, cuja técnica é utilizada por psicoterapeutas para tratamento de depressão e conflitos conjugais.

Dentre mais de dois mil estudos, apenas cinco foram considerados relevantes em relação à seriedade e à metodologia adequada de avaliação no que disse respeito aos resultados e às conclusões.

As pesquisas mostraram que, em mulheres com problemas sexuais, mas sem histórico pessoal de câncer de mama, a terapia sexual do casal melhorou a disfunção orgásmica e o desejo sexual feminino e, sobretudo, os resultados foram duradouros.

Em relação à avaliação das disfunções sexuais em pacientes com câncer de mama, apesar de existirem inúmeros artigos científicos a respeito, poucos preenchem critérios de legibilidade para seus resultados serem considerados confiáveis.

Pela análise feita por Caroll et al. (2016), nos cinco trabalhos selecionados por suas qualidades metodológicas, constatou-se que a psicoterapia individual, embora tenha alguns efeitos positivos, melhora muito pouco a sexualidade. Em geral, nenhuma intervenção física e psicológica individual parece, efetivamente, tratar problemas sexuais em pacientes com câncer de mama.

Foi detectado também que as intervenções que incluíam explicitamente a terapia sexual do casal produziram efeitos mais significativos e eficazes em comparação aos tratamentos individuais. Os fatores que limitaram a eficácia dos resultados dependeram do tratamento paralelo de questões orgânicas, como o ressecamento vaginal e a qualidade das relações sexuais do casal antes do diagnóstico do câncer de mama. As mulheres também relataram melhora da imagem corporal após a terapia de casal, além de satisfação no relacionamento, proximidade e intimidade. Cerca de 80% das pacientes tiveram melhora de seu estado depressivo em virtude do simples aceitamento e exposição física às suas parcerias, mas não houve melhora da ansiedade relacionada ao tratamento do câncer. Apesar da resposta positiva das pacientes avaliadas, o estado psicológico das parcerias masculinas não melhorou significativamente.

TÉCNICAS APLICADAS PARA TERAPIA INDIVIDUAL, DE CASAL, GRUPAL E SEXUAL

Terapia cognitivo-comportamental

A terapia cognitivo-comportamental (TCC) é uma modalidade de psicoterapia que utiliza diversas técnicas para remissão de distúrbios emocionais e comportamentais. Ela foi desenvolvida por Aaron

Beck na década de 1960, na University of Pennsylvania, EUA, a partir de um estudo científico de psicoterapia para depressão.

Esse modelo psicoterapêutico tem se tornado referência na psicoterapia na maior parte do mundo. Uma recente revisão de literatura analisou 28 estudos randomizados e controlados e encontrou melhora na qualidade de vida de pacientes com diagnóstico de câncer de mama não metastático que foram submetidas à TCC, especialmente quando o modelo de grupo foi utilizado.

A TCC é uma terapia quase sempre de curta duração, trabalhando conteúdos do presente, direcionada para a solução de problemas e para a modificação de pensamentos e comportamentos que causem sofrimento ao paciente.

O pensamento é o produto oriundo da interação entre as percepções, as crenças e os esquemas mentais individuais que cada paciente adquire durante a vida. Por isso, é justamente nessas crenças e esquemas que se concentra o trabalho da TCC, tentando modificá-las para um modo mais funcional de interação pessoal e relacional.

Em virtude da grande aplicabilidade da TCC, têm sido desenvolvidos inúmeros instrumentos e procedimentos para as mais diversas aplicações. Os quatro instrumentos particularmente aplicáveis são: a psicoeducação, a descatastrofização, as afirmações de oposição e a mudança perceptual, apresentados com mais detalhes a seguir.

Psicoeducação

A psicoeducação ajuda a colocar as coisas em perspectiva. Consiste em informar a paciente sobre a realidade dos problemas por ela vividos, por meio de exemplos, resultados de pesquisas ou qualquer outro instrumento, de maneira que a permita ter uma perspectiva realista do problema que está enfrentando. A partir dessa visão mais esclarecedora, as pacientes frequentemente passam a se sentir mais capazes de lidar com os próprios problemas.

Descatastrofização

A descatastrofização consiste na desconstrução da crença mental que leva a paciente a olhar as situações que está vivendo do pior modo, sem considerar a possibilidade real de esse resultado se reverter, para voltar a ter uma vida tão boa ou melhor do que antes.

Afirmações de oposição

Nas afirmações de oposição, são obtidos diálogos internos mais funcionais que os diálogos usuais da paciente, que devem ser repetidos até que substituam automaticamente os pensamentos negativos atuais por pensamentos positivos.

Mudança perceptual

A mudança perceptual consiste em um treinamento de reenquadramento a partir de uma nova leitura das percepções da paciente, no sentido de ser mais racional diante de seu problema.

Análise psicodramática

A análise psicodramática, outra abordagem psicoterápica muito útil para conflitos de casal e disfunções sexuais, foi desenvolvida a partir do Psicodrama Clássico de Moreno, Rojas e Bermudez, pelo psiquiatra Vitor Dias. Ela possibilita o enfrentamento de questões relacionais do casal, utilizando técnicas de espelho, onde uma das pessoas consegue ouvir as queixas da parceria e também perceber o conteúdo que comunica a ela, nem sempre de modo tão assertivo quanto pensa.

Além disso, a análise psicodramática apresenta uma base psicodinâmica, oriunda das teorias psicanalíticas e das descobertas das neurociências e neuropsicologia, que entende que os processos primários psicológicos de cada indivíduo são moldados a partir das vivências e dos climas afetivos durante os 2 a 3 primeiros anos de nossas vidas. As sensações físicas vitais (do aparelho gástrico-intestinal e urinário) promoverão uma impressão no psicológico de cada pessoa, na dependência dos climas afetivos que somos cuidados nos primeiros anos de nossas vidas. A partir daí, cada informação externa é interpretada de acordo como fomos programados emocionalmente nesses três primeiros anos de vida, sendo acrescentados pelas vivências posteriores da vida.

A técnica permite identificar traumas pregressos que possam contribuir para a gênese das disfunções sexuais, além de identificar formas habituais de reação diante de dificuldades pessoais e relacionais.

RECOMENDAÇÕES PARA O CASAL

Antes de procurar qualquer terapêutica dirigida às disfunções sexuais, a pessoa ou o casal deve procurar resolver as situações que podem ser transitórias, reconhecendo a nova realidade diante do diagnóstico do câncer e, portanto, adaptando-se às mudanças. É importante saber distinguir o que de fato são mudanças físicas decorrentes do diagnóstico do câncer, daquelas psíquicas emanadas do medo da morte, das limitações físicas, da rejeição da parceria e da reavaliação do presente e dos sonhos futuros. Em relação à sexualidade, há várias maneiras de se preparar para o sexo durante ou após o tratamento do câncer.

O diagnóstico do câncer pode levar a tristeza, recolhimento, depressão, desinteresse pelo sexo e por outros eventos que antes davam prazer. É essencial falar abertamente com a sua parceria e compartilhar com ela todos os seus sentimentos, sobretudo os medos de retomar a atividade sexual. É preciso que o casal mantenha um diálogo sincero, no qual os dois exponham seus pensamentos, suas percepções e especialmente seus medos.

A seguir são apresentadas algumas recomendações úteis para o casal evitar a perda da intimidade nessa fase difícil.

O primeiro, mas não necessariamente o mais importante conselho para um casal cuja mulher tem o diagnóstico de câncer de mama é que, mesmo que no início não haja um interesse da paciente em fazer sexo, se a atividade sexual sempre foi prazerosa e regular, não demore muito tempo para retornar a tê-la, visto que, depois de algum período, é muito mais difícil reiniciá-la. Isso porque o distanciamento da sua parceria, ao longo do tempo, pode causar certa "estranheza" na cama, representada por uma perda da intimidade saudável que outrora existia.

Reserve a cama para momentos prazerosos, como abraçar, assistir a um filme juntos e discutir futilidades, e também para iniciar o ato de fazer amor com carícias e brincadeiras. A ultimação do orgasmo, nas primeiras vezes, pode ou não ocorrer. Nessa fase, o importante é a reaproximação do casal na sua intimidade.

Converse expressamente sobre o ato sexual. Fale sobre estar preparada para fazer sexo, o nível de intensidade, se devem fazer algo diferente e como a parceria pode ajudá-la a sentir prazer. Pergunte à sua parceria como está se sentindo, uma vez que pode existir ansiedade ou preocupação em machucar.

Se estiver com fadiga ou indisposta para o sexo com penetração efetiva e para as práticas sexuais de antes, experimente:
- beijar as mãos a fim de demonstrar amor, carinho, afeto e estimular a excitação;
- trocar carícias simples, como uma massagem sensual nos pés, nas costas e na nuca;
- tocarem seus corpos pela masturbação mútua ou um no outro;
- fazer sexo oral;
- usar brinquedos sexuais. Inclusive, pode ser bem divertido ir a um *sex shop* ou acessar na internet *sex shops* virtuais, seja sozinha ou junto com sua parceria, sempre considerando o seu conforto diante disso.

Fique atenta e valorize também outros aspectos do seu relacionamento. Muitos relacionamentos não dependem do sexo. Averigue se essa é uma preocupação para a sua parceria.

De vez em quando, cozinhem juntos e façam a refeição completa ou apenas a sobremesa na cama, tomando vinho.

Na cama, evite discutir assuntos mais sérios ou dolorosos que levem à discórdia. Esse é um local que deve remeter somente às memórias agradáveis do casal, para não eclodir mentalmente com algo desagradável que possa atrapalhar o ato sexual.

Se for um hábito ler na cama, selecione títulos que tragam distração, e não preocupação ou reflexão para a tristeza; e não precisam ser livros de autoajuda. Se não tinha esse hábito antes, não precisa fazê-lo agora.

Tente explorar sua sexualidade por conta própria. Autoprazer pode ajudá-la a entender o que mudou e fará bem. Depois, converse sobre isso com sua parceria.

A doença talvez dê a impressão de que você não é a mesma. Esqueça isso. Se estiver passando por tratamento, com mudanças físicas decorrentes dele, evite ficar se olhando no espelho e fazendo comparações. A maioria das mudanças físicas é transitória, e os resultados de todo o tratamento aparecem após seis meses do término da terapêutica. Não veja nada como definitivo. Você continua a mesma.

Finalmente, fale com seu médico ou terapeuta, pois ele pode ajudá-la a encontrar soluções.

LITERATURA CONSULTADA

Cancer Council Australia. Sexuality, intimacy and cancer: a guide for people with cancer and their partners. Sidney: Cancer Council Australia, 2016.

Carroll AJ, Baron SR, Carroll RA. Couple-based treatment for sexual problems following breast cancer: a review and synthesis of the literature. Support Care Cancer. 2016 Aug; 24(8):3651-9.

Dias VRS. Análise psicodramática e teoria da programação cenestésica. 2.ed. São Paulo: Ágora; 1994.

Dias VRS. Psicodrama: teoria e prática. 4.ed. São Paulo: Ágora, 1987.

Duijts SF, van Beurden M, Oldenburg HS, Hunter MS, Kieffer JM, Stuiver MM, et al. Efficacy of congnitive-behavioral therapy and physical exercise inalleviating treatment-induced menopausal symptons in patients with breast cancer: results of a 20 randomized, controlled, multicenter trial. J Clin Oncol. 2012 Nov; 30(33): 4124-33.

McMullin RE. Manual de técnicas em terapia cognitiva. São Paulo: Artmed, 2005.

CAPÍTULO 8

TERAPÊUTICA DAS DISFUNÇÕES SEXUAIS

MEDICAMENTOSA, FISIOTERÁPICA, *LASER*TERAPIA E RADIOFREQUÊNCIA

O distúrbio de diminuição do desejo sexual ou diminuição da libido é a disfunção sexual feminina mais comum. Tem por definição a queda ou ausência de desejo sexual, acompanhada de estresse crônico e dificuldades interpessoais decorrentes desse estado. Em razão de ser uma disfunção sexual adquirida (ou seja, a pessoa não nasceu com ela), sua definição aplica-se apenas a mulheres com saúde sexual anteriormente normal, que tinham libido e desejo sexual considerados adequados de acordo com suas expectativas pessoais.

Sua expectativa varia de acordo com diversos estudos clínicos realizados. O estudo PRESIDE (Shifren et al., 2008), realizado com cerca de 31 mil mulheres estadunidenses, relatou que a incidência de distúrbio de diminuição do desejo sexual é mais alta entre mulheres de meia-idade, sendo de 8,9% na faixa etária entre 18 e 44 anos, comparado a 12,3% entre 45 e 64 anos; e 19,7% em mulheres acima de 65 anos. Considerando esses dados, há um aumento de 20% após a menopausa. O estudo WISHeS (Leiblum et al., 2006) analisou mais de 3.500 mulheres estadunidenses e europeias, entre 20 e 70 anos de idade, e constatou a prevalência de diminuição do desejo sexual de 12 a 19% nos Estados Unidos e 6 a 13% na Europa. O estudo relatou que essa diminuição foi maior nas pacientes submetidas à menopausa cirúrgica – retirada dos ovários, ou ovário e útero – do que naquelas em que a menopausa aconteceu na idade esperada fisiologicamente.

Pacientes com câncer de mama podem ter tumores com receptores de hormônios (estrogênio e/ou progesterona), representados pelo subtipo luminal (A ou B) e luminal híbrido, ou tumores sem esses receptores, representados pelo subtipo HER2 e triplo negativo. Naquelas cujo tumor tem receptores de hormônio, é necessário um tratamento anti-hormonal, inibindo a produção de estrogênio ou progesterona por cerca de 5 a 10 anos. Esse tratamento anti-hormonal pode ser realizado por 2 classes de medicações, a primeira referindo-se aos SERMS (moduladores seletivos do receptor de estrogênio), representados principalmente pelo tamoxifeno, que não diminui a produção de estrogênio, mas bloqueia seus receptores, impedindo a efetiva ação dos hormônios sexuais femininos. O tamoxifeno pode ser prescrito nas pacientes antes da menopausa ou nas que já se encontram na menopausa. O tamoxifeno, apesar de bloquear os receptores de estrogênio, não tem similaridades moleculares com os estrogênios, garantindo o aumento da densidade óssea, e até o espessamento do endométrio, que reveste a cavidade do útero. A segunda classe de medicações são os inibidores da aromatase, representados principalmente pelo letrozol, exemestano e anastrozol. Estes são prescritos em pacientes na pós-menopausa e bloqueiam a produção de esteroides sexuais (estrogênio, progesterona e testosterona) produzidos a partir da gordura, fígado e ossos.

Independentemente de as pacientes terem diagnóstico de tumores com ou sem receptores hormonais, o uso de estrogênio, progestagênio ou testosterona, até o momento, é contraindicado. Nas mulheres com tumores com receptores de hormônio, além de não poderem fazer reposição hormonal na menopausa, terão de fazer uso das medicações anti-hormonais.

O estrogênio é o hormônio feminino que promove a lubrificação e a flexibilidade da vagina; assim, na falta dele, a mulher sofre com a secura vaginal, causando dor e desconforto durante a relação sexual com penetração, o que acabará diminuindo o seu desejo sexual. A diminuição da testosterona é outra condição que pode contribuir para a diminuição do desejo sexual, disposição, perda de massa muscular e diminuição do metabolismo basal, favorecendo o ganho de peso, mesmo com a ingestão diária da mesma quantidade de calorias.

Este capítulo abordará algumas formas de tratar especificamente as disfunções sexuais, mas antes vale lembrar que mudanças de hábitos alimentares, controle do peso e atividade física regular são pilares não medicamentosos que contribuem para a melhora da qualidade de vida, inclusive sexual, com rica literatura comprovando sua eficácia.

ANTIDEPRESSIVOS

Muitas pacientes, em algum momento, beneficiam-se do uso de antidepressivos durante e após o tratamento do câncer de mama. O efeito psicológico decorrente do trauma que acompanha o diagnóstico e tratamento do câncer pode levar à depressão. A prescrição de medicações anti-hormonais é fator adicional que propicia a depressão, quadro que ocorre, frequentemente, em muitas mulheres após a menopausa.

Quando for considerada a prescrição de um antidepressivo em paciente com histórico de câncer de mama, alguns pontos devem ser lembrados:

A maioria dos antidepressivos pode diminuir, em maior ou menor grau, o interesse sexual.

- Pacientes que fazem uso do tamoxifeno como terapêutica anti-hormonal podem ter seu efeito diminuído se ele for associado aos seguintes antidepressivos: fluoxetina, paroxetina e bupropiona.
- Existem antidepressivos que interferem menos no efeito do tamoxifeno, se comparados com os já citados. O citalopram, o escitalopram e a venlafaxina compõem uma classe de antidepressivos que interagem pouco com o tamoxifeno. Já a classe que inclui

a duloxetina, a sertralina e a fluvoxamina possui mínimo efeito sobre o tamoxifeno. A venlafaxina, quando selecionada, ainda tem a vantagem de minimizar as ondas de calor, frequentes nas mulheres na pós-menopausa. A duloxetina tem o benefício de reduzir dores musculares crônicas e controlar quadros de mialgia. Em cada caso, sempre devem ser considerados os riscos e os benefícios com a paciente, antes da prescrição médica.

- Em pacientes com câncer de mama do subtipo luminal (receptores hormonais positivos) com prescrição de terapia endócrina baseada nas drogas inibidoras da aromatase – letrozol, examestano e anastrozol –, não há grandes interações com os antidepressivos mencionados, podendo ser prescritos de maneira mais liberal ou selecionando aqueles com menos efeitos sexuais.

- A trazodona é um antidepressivo para pacientes com depressão menor a maior. Em razão da pouca interação com outras drogas, beneficia os idosos e também é uma boa alternativa em pacientes com câncer de mama de qualquer subtipo, particularmente naquelas com problemas de conciliação do sono. A vantagem adicional da trazodona é não interferir na libido e no desejo sexual, enquanto muitos dos demais antidepressivos, em maior ou menor grau, interferem negativamente na esfera sexual. Outra alternativa seria a bupropiona, mas com o inconveniente da interação medicamentosa com o tamoxifeno.

FITOTERÁPICOS

Um número significativo de mulheres inicia o tratamento do câncer de mama no climatério e/ou no início da menopausa, isto é, entre 45 e 55 anos de idade. Por isso, é comum as mulheres com câncer de mama associarem os sintomas do climatério e da menopausa às medicações prescritas como adjuvantes ao tratamento do câncer.

Outras vezes, é o próprio tratamento para o câncer de mama, como a cirurgia da retirada dos ovários, a quimioterapia ou a hormonioterapia, que causa a síndrome do climatério e a menopausa.

Durante a menopausa, os sintomas mais frequentes são os fenômenos vasomotores (ondas de calor), as alterações do sono, as alterações urogenitais (incontinência urinária), as alterações sexuais e as perturbações do humor. A terapêutica mais eficaz, que reduz em 75% esses sintomas, é o tratamento baseado no uso de estrogênio, mas que é contraindicado em pacientes com histórico de câncer de mama.

Uma revisão sistemática de todos os estudos publicados em língua inglesa acerca de possíveis benefícios da fitoterapia no tratamento ou na amenização dos sintomas da menopausa foi publicada em 2013 pela respeitada Cochrane Library, não demonstrando qualquer benefício no seu uso, comparado ao placebo. As drogas que têm sido mais estudadas e que já foram submetidas a estudos mais avançados são os fitoesteroides (isoflavonas, derivados da soja, chá de amora e *Glycine max*) e as drogas que mimetizariam o uso de androgênios (maca peruana ou *Lepidium meyenii* e *Tribulus terrestris).*

Diferentemente dessas drogas citadas, outras formulações, como a L-arginina, o *ginseng*, o *ginkgo*, a damiana e multivitaminas e minerais, estão em fase inicial de pesquisa. Por enquanto, tais medicamentos demonstraram diminuir o ressecamento vaginal e aumentar a sensibilidade do clitóris, a frequência do orgasmo, o número de relações sexuais e a libido.

LUBRIFICANTES E HIDRATANTES VAGINAIS

A dispareunia (ou distúrbios relacionados à dor durante o intercurso sexual) ocorre quando a dor, durante o coito, é contínua ou recorrente. É queixa frequente em pacientes menopáusicas ou tratadas por câncer de mama. A causa mais frequente de dispareunia em mulher menopáusica é a atrofia urogenital secundária à falta de estrogênio (hipoestrogenismo), que pode piorar nas mulheres que fazem uso de terapia anti-hormonal ou que necessitaram retirar os ovários como forma adjuvante ao tratamento do câncer de mama. A dor durante a relação sexual é frequentemente acompanhada de ressecamento vaginal, alterações da frequência urinária e dor para urinar (disúria), que terminam por agravar a satisfação com as relações sexuais.

A incontinência urinária e fecal, que podem também ser decorrentes do hipoestrogenismo e atrofia genital, acabam piorando as disfunções sexuais, pelo medo de perda de urina, flatos e fezes durante o ato sexual.

O tratamento dessas condições em pacientes com câncer de mama é a utilização de cremes hidratantes vaginais, como ácido poliacrílico (Vagidrate®), ácido hialurônico (Hyalufem®), assim como o promestrieno (Colpotrofine®, Promin®, Antrofi®, Avestria®), um estrogênio sintético de ação tópica vaginal, muito pouco absorvido pelo organismo no início do tratamento. O promestrieno já conta com quarenta anos de estudos sobre seus efeitos na atrofia genital em pacientes com câncer. Entretanto, sua segurança limita-se às pacientes tratadas com terapia endócrina à base de tamoxifeno. Os dados acerca de seu uso em pacientes que utilizam os inibidores da aromatase – anastrozol, letrozol e examestano – parecem demonstrar a mesma segurança oncológica.

FISIOTERAPIA COMPORTAMENTAL ONCOLÓGICA E REABILITAÇÃO DO ASSOALHO PÉLVICO

A fisioterapia comportamental oncológica em mastologia desempenha um papel importante na prevenção e na minimização dos efeitos adversos do tratamento do câncer de mama, que acometem grande número de mulheres.

O tratamento tem como finalidade restaurar a integridade cinético-funcional de órgãos e dos sistemas, reduzindo os riscos de complicações, como:

- dificuldade de movimentação;
- dores no tronco, nos membros superiores e cervicais;
- alterações de sensibilidade;
- retrações cicatriciais e queloides;
- linfedema.

As principais técnicas empregadas pela fisioterapia comportamental oncológica são:

- exercícios supervisionados graduados;
- conscientização corporal;
- massoterapia para alívio da dor e da tensão;
- massagem cicatricial e modeladora da mama;
- drenagem linfática manual e exercícios metabólicos.

A maior parte dos problemas relacionadas à atrofia genital da menopausa, como a dispareunia e a incontinência urinária e fecal, pode ser solucionada pela fisioterapia pélvica, que tem como objetivo ensinar a paciente a localizar e reconhecer os músculos do assoalho pélvico; fortalecer e exercer a contração e relaxamento dos músculos do assoalho pélvico de forma correta; e a integrar a musculatura do assoalho pélvico na vida diária.

A fisioterapia do assoalho pélvico também é responsável pela redução das cólicas menstruais. Além disso, auxilia na elevação do desejo sexual por possibilitar o aumento do *script* sexual, do autoconhecimento e da autoestima.

Na mídia, por meio das *fake news* ou mesmo de notícias veiculadas por médicos, mas não fundamentadas na literatura médica internacional, são oferecidas as mais diversas cirurgias visando melhorar a autoestima e a resposta sexual. Nesse contexto, a fisioterapia perineal pode ser superior a qualquer uma dessas cirurgias. Até mesmo quando há indicação cirúrgica, o fortalecimento e o preparo da musculatura pélvica garantem melhores taxas de sucesso cirúrgico.

VIBRADORES E DILATADORES VAGINAIS

Quando necessário, e se a mulher se sentir confortável, deve ser estimulado o uso de vibradores e dispositivos de estimulação do clitóris, como técnica de autoconhecimento e autoestima.

Os dilatadores vaginais são outra alternativa, consistindo em cones de diversos diametros, utilizando de forma gradual.

*LASER*TERAPIA E RADIOFREQUÊNCIA

Para tratamento da atrofia vaginal e vulvar, existem trabalhos científicos incipientes de que sessões de *LASER* (sigla inglesa para *light amplification by stimulated emission of radiation*, ou seja, amplificação da luz por emissão estimulada de radiação) e a aplicação de corrente elétrica de alta frequência (radiofrequência), em períodos inferiores a 12 semanas, podem melhorar a atrofia genital e promover o rejuvenescimento vaginal, inclusive diminuindo a ocorrência de flacidez do assoalho pélvico, perda urinária e urgência miccional (estas, somente em casos leves). Em virtude de aumentar a lubrificação e o ingurgitamento vulvovaginal, esses resultados poderiam minimizar as disfunções sexuais decorrentes do coito acompanhado de dor por atrofia genital. Por outro lado, existem lacunas na literatura médica da sua eficácia e segurança em períodos superiores a 3 a 12 meses. Até o momento não existem dados seguros de quantas sessões seriam necessárias, bem como efeitos deletérios a longo prazo.

Em 30 de julho de 2018, a Food and Drug Administration (FDA) estadunidense divulgou uma Comunicação de Segurança com o objetivo de alertar pacientes e profissionais de saúde para o fato de que o uso de dispositivos baseados em energia (como radiofrequência ou *LASER*), utilizados com finalidade de rejuvenescimento vaginal, procedimentos cosméticos vaginais e sintomas relacionados à menopausa, bem como incontinência urinária ou disfunção sexual podem estar associados a eventos adversos graves. A FDA declarou que "a segurança e a eficácia destes dispositivos não foram estabelecidas" e advertiu que "o tratamento desses sintomas ou condições pela aplicação de terapias baseadas em energia, na vagina e vulva, pode levar a eventos adversos sérios, incluindo queimaduras vaginais, cicatrizes, dor durante as relações sexuais e dores recorrentes e crônicas".

A FDA também declarou que "não autorizou ou aprovou a comercialização de quaisquer dispositivos baseados em energia para tratar os sintomas de atrofia vulvovaginal, incontinência urinária, rejuvenescimento vaginal ou função sexual". As mesmas recomendações foram divulgadas em 2016, pela FDA, em conjunto com o American College of Obstetricians and Gynecologists (ACOG).

As recomendações, entretanto, estimulam os estudos acerca das terapias com *LASER* e radiofrequência, desde que incluídas em pesquisas científicas, não comercializadas, sem custos para as pacientes, desde que estejam cientes dos possíveis efeitos adversos e assinem um termo de consentimento de que está sendo submetida a um procedimento considerado experimental, até a data de publicação deste livro.

OSPEMIFENO

O ospemifeno é um modulador seletivo do receptor do estrogênio (SERM) semelhante ao tamoxifeno e ao raloxifeno, utilizados na terapia endócrina em pacientes com câncer de mama. Apesar de ser administrado por via oral, o ospemifeno atua na vagina, espessando sua mucosa e revertendo o processo de atrofia genital, e, por isso, é eficaz no tratamento da dispareunia moderada a grave.

É uma medicação aprovada pela FDA desde 2013, mas sem prazo de aprovação no Brasil, pela Agência Nacional de Vigilância Sanitária (Anvisa), para comercialização. Embora haja recomendações de não ser prescrito para mulheres com antecedentes de câncer de mama e endométrio, as experiências iniciais com animais sugerem que o ospemifeno teria um efeito neutro ou inibitório sobre a carcinogênese.

ANDROGÊNIOS E ESTROGÊNIOS

Existem dados limitados sobre o uso de testosterona tópica em mulheres com câncer de mama, não registrando aumento nos níveis de estrogênio no sangue periférico em mulheres do subtipo luminal que tomaram inibidores aromatase. A testosterona tem sido utilizada de várias formas (por meio de injeções, via oral, implante ou transdérmica/tópica) para melhorar o desejo sexual, mas os dados em sobreviventes de câncer de mama são limitados.

Um ensaio clínico randomizado, publicado em 2017, por Melisko et al., recrutou 76 mulheres na pós-menopausa com câncer de mama de estádio inicial do subtipo luminal, que recebiam tratamento anti-hormonal com drogas inibidoras da aromatase e se queixavam de ressecamento vaginal, dispareunia e diminuição da libido. Por doze semanas, metade delas recebeu creme intravaginal de testosterona, e a outra, um anel vaginal liberador de estradiol (7,5 ug/d). A dosagem no sangue de estradiol foi colhida no primeiro dia, após 4 e 12 semanas. A manutenção do tratamento foi considerada segura se a dosagem do estradiol se mantivesse inferior a 10 pg/mL. O principal objetivo desse estudo foi avaliar a segurança do creme de testosterona transvaginal ou o anel vaginal de estradiol, e a melhora da qualidade de vida sexual usando as subescalas de sexualidade do *Cancer Reahabilitation Evaluation System*, alterações na atrofia vaginal, e comparação dos níveis de estradiol. Ao final do estudo, nenhuma paciente que utilizou o anel vaginal com estradiol apresentou elevação do estradiol dosado no sangue. Todavia, essa elevação transitória ocorreu em 12% das pacientes que fizeram uso do creme vaginal de testosterona. Apesar dos excelentes resultados, são necessários outros estudos que verifiquem a segurança oncológica após maior tempo de utilização dessas formulações.

Segundo Simon et al. (2018), representando a International Society for the Study of Women's Sexual Health, os sintomas geniturinários relacionados ao hipoestrogenismo afetam mais de 50% das pacientes pós-menopáusicas, portadoras ou não de câncer de mama. Esses sintomas têm um impacto marcante na função sexual, no bem-estar emocional, na imagem corporal e nas relações interpessoais. Os tecidos do sistema geniturinário sofrem efeito da falta de androgênios e são dependentes de estrogênio. O clitóris, introito vulvar, pequenos e grandes lábios, uretra, parede vaginal anterior e posterior e assoalho pélvico dependem dos androgênios para manter adequadamente sua funcionalidade. Historicamente, o tratamento dos sintomas geniturinários na pós-menopausa envolvia androgênios e estrogênios, e recentemente ensaios clínicos duplo-cegos randomizados demonstraram que a deidroepiandrosterona (DHEA) sob a forma vaginal melhorou os sintomas de dispareunia em mulheres na pós-menopausa. A deidroepiandrosterona (DHEA) é um importante hormônio sexual produzido pelas glândulas suprarrenais tanto de homens como de mulheres. Seus benefícios são reconhecidos, e os dados promissores acerca do uso seguro nas pacientes com câncer de mama foram discutidos em reunião daAmerican Society of Clinical Oncology (ASCO) e publicados em 2018 (Carter et al., 2018).

Nota-se que ainda são necessários muitos estudos sobre o uso de estrogênios e androgênios para o tratamento de disfunções sexuais em pacientes com câncer de mama.

TIBOLONA

A tibolona melhora a saúde sexual em mulheres na pós-menopausa, como forma de terapêutica hormonal, em particular naquelas com diminuição da libido. Já foi recomendada como medicação preventiva em pacientes com risco elevado para câncer de mama. No entanto, o estudo LIBERATE (Intervenção da Tibolona após Câncer de Mama, Eficácia, Recorrência e Tolerabilidade) demonstrou aumento no risco de recorrência em usuárias de tibolona em comparação com placebo (15% contra 11,4%). O estudo foi parado antecipadamente. Consequentemente, a tibolona não é recomendada em pacientes com histórico de câncer de mama.

FLIBANSERINA

Apesar de os resultados ainda serem pouco expressivos, a flibanserina ("Viagra®" feminino) foi aprovada para uso por mulheres na pré-menopausa com transtorno de desejo sexual hipoativo, não causado por uma condição médica ou psiquiátrica coexistente ou por alguma droga que tenha por efeito colateral a diminuição da libido. No entanto, não há dados sobre o uso da flibanserina em pacientes tratadas por câncer de mama.

GABAPENTINA

A gabapentina é um medicamento derivado da classe dos anticonvulsivantes, desenvolvido para o tratamento da epilepsia e tratamento de dor ocasionada por compressão de nervos periféricos. Possui poucas interações medicamentosas e tem sido prescrito com segurança para tratamento das ondas de calor, que interferem sobremaneira na resposta sexual. Nas pacientes que não podem fazer uso de terapia estrogênica, diminui em 60% as ondas de calor, com doses de 300 a 900 mg/dia, prescritas à noite. Nas primeiras semanas de uso pode causar algumas reações adversas, como fadiga e sonolência, que vão diminuindo entre a primeira e segunda semana. Recomendado com segurança em pacientes com câncer de mama, de acordo com reunião da American Society of Clinical Oncology (Carter et al., 2018).

LITERATURA CONSULTADA

Carter J, Lacchetti C, Andersen BL, Barton DL, Bolte S, Damast S, et al. Interventions to address sexual problems in people with cancer: American Society of Clinical Oncology Clinical Practice Guideline Adaptation of Cancer Care Ontario Guideline. J Clin Oncol. 2018; 36(5):492-511.

Del Pup L, Di Francia R, Cavaliere C, Facchini G, Giorda G, De Paoli P, et al. Promestriene, a specific topic estrogen. Review of 40 years of vaginal atrophy treatment: is it safe even in cancer patients? Anticancer Drugs. 2013 Nov; 24(10):989-98.

FDA Warns Against Use of Energy-Based Devices to Perform Vaginal 'Rejuvenation' or Vaginal Cosmetic Procedures: FDA Safety Communication. July 30, 2018.

Ito TY, Polan ML, Whipple B, Trant AS. The enhancement of female sexual function with ArginMax, a nutritional supplement, among women differingin menopausal status. J Sex Marital Ther. 2006; 32(5):369-78.

Lee MS, Shin B, Yang EJ, Lim H, Ernst E. Maca (Lepidium meyenii) for treatment of menopausal symptoms: a systematic review. Maturitas 2011; 70(3):227-33.

Leiblum SR, Koochaki PE, Rodenberg CA, Barton IP, Rosen RC. Hypoactive sexual desire disorder in postmenopausal women: US results from the Women's International Study of Health and Sexuality (WISHeS). Menopause. 2006 Jan-Feb; 13(1):46-56.

Lethaby A, Marjoribanks J, Kronenberg F, Roberts H, Eden J, Brown J. Phytoestrogens for menopausal vasomotor symptoms. Cochrane Database Syst Rev. 2013; 12:CD001395.

Mazaro-Costa R, Andersen ML, Hachul H, Tufik S. Medicinal plants as alternative treatments for female sexual dysfunction: utopian vision or possible treatment in climacteric women? J Sex Med. 2010; 7(11):3695-714.

Melisko ME, Goldman ME, Hwang J, De Luca A, Fang S, Esserman LJ, et al. Vaginal testosterone cream vs estradiol vaginal ring for vaginal dryness or decreased libido in women receiving aromatase inhibitors for early-stage breast cancer: a randomized clinical trial. JAMA Oncol 2017; 3(3):313-319.

Rabley A, O'Shea T, Terry R, Byun S, Louis Moy M. Laser therapy for genitourinary syndrome of menopause. Curr Urol Rep. 2018; 19(10):83.

Shifren JL, Monz BU, Russo PA, Segreti A, Johannes CB. Sexual problems and distress in United States women: prevalence and correlates. Obstet Gynecol. 2008 Nov; 112(5):970-8.

Simon JA, Goldstein I, Kim NN, Davis SR, Kellog-Spadt S, Lowenstein L, et al. The role of androgens in the treatment of genitourinary syndrome of menopause (GSM): International Society for the Study of Women's Sexual Health (ISSWSH) expert consensus panel review. Menopause. 2018; 25(7):837-847.

The American College of Obstetricians and Gynecologists. Fractional laser treatment of vulvovaginal atrophy and US Food and Drug Administration Clearance: position statement. May 2016.

Weinberger JM, Houman J, Caron AT, Anger J. Female sexual dysfunction: a systematic review of outcomes across various treatment modalities. Sex Med Rev. 2018 Feb 3. pii: S2050-0521(18)30001-5.

Xu D, Lin SX. Mimicking postmenopausal steroid metabolism in breast cancer cell culture: Differences in response to DHEA or other steroids as hormone sources. J Steroid Biochem Mol Biol. 2016; 161:92-100.

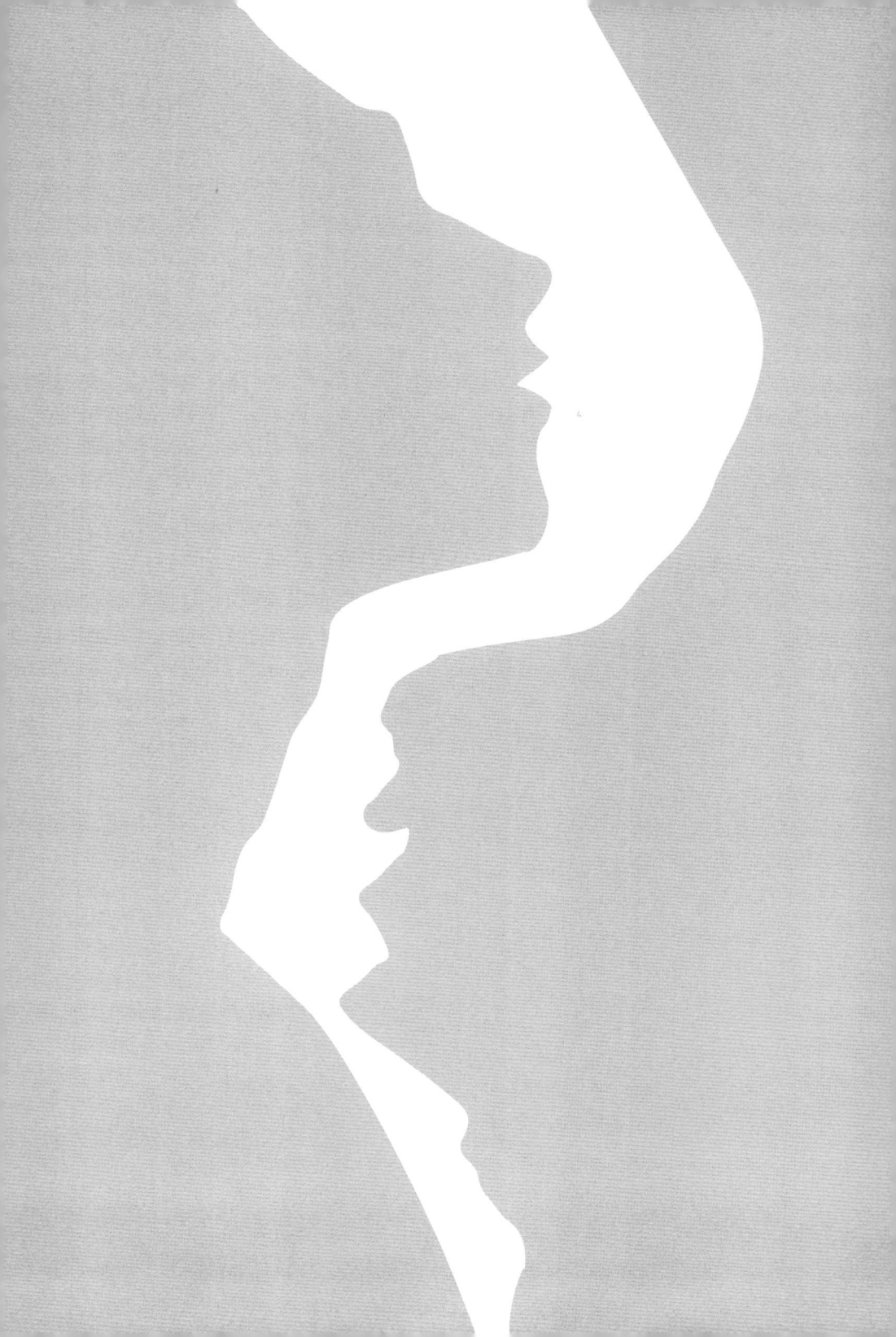

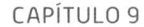

CAPÍTULO 9

SEXUALIDADE EM PACIENTES MENOPÁUSICAS E SENIS

INTRODUÇÃO

O câncer de mama pode ocorrer em qualquer idade. No Brasil, o pico fica entre 55 e 60 anos de idade, em virtude de nossa curva de população demográfica, mas aumenta conforme a idade avança.

Em uma consulta após o diagnóstico de câncer de mama, o médico que atende uma paciente de 45 ou 50 anos faz a anamnese* da paciente, coleta seu histórico de dúvidas, pergunta sobre as queixas da paciente e do casal, mas raramente registra os aspectos relacionados à esfera sexual. O médico receia conversar sobre algo mais íntimo achando que poderá ofender a paciente nesse momento em que o câncer deveria ser o único assunto para ela. A paciente fica envergonhada em perguntar sobre sexo para o médico, pensando que ele está focado apenas em informar sobre o tratamento do câncer. Assim, paciente e médico, temerosos ou inexperientes para colocar em discussão um tema tão difícil quanto o câncer, deixam de conversar sobre um dos comportamentos mais essenciais para uma pessoa se sentir bem e cheia de felicidade.

---

* Histórico que vai desde os sintomas iniciais até o momento da observação clínica, realizado com base nas lembranças do paciente (Dicionário Houaiss On-Line).

SEXUALIDADE DOS ADULTOS COM MAIS DE CINQUENTA ANOS DE IDADE

É certo que a idade modifica fundamentalmente a resposta sexual, além de intervir em outras habilidades físicas. Por outro lado, o aumento da expectativa de vida e a libertação das tradições sexuais que caracterizam a sociedade moderna alterou o padrão sexual de adultos com mais de cinquenta anos de idade. Agora, por meio de drogas de disfunção erétil para os homens e de terapias de reposição hormonal para homens e mulheres, eles podem desfrutar de relações sexuais com maior qualidade e por mais tempo.

Após os cinquenta anos de idade, mudanças fisiológicas, psicológicas e socioculturais podem ter efeitos significativos sobre as relações sexuais. Ocasionalmente, experiências com novas parcerias, melhora no condicionamento físico e bons hábitos alimentares adquiridos na maturidade podem melhorar as relações sexuais. Contudo, nessa faixa etária é mais comum as pessoas adquirirem fatores que prejudicam as relações sexuais ou, até mesmo, que as interrompem por completo.

Portanto, saúde sexual plena pode ser prejudicada por fatores médicos, fisiológicos, psicológicos e sociais, que frequentemente não são atendidos de maneira suficiente ou adequada pelos profissionais da área da saúde.

A seguir, são apresentados brevemente cada um dos fatores.

Fatores médicos e fisiológicos que afetam a sexualidade

A sexualidade aos cinquenta anos de idade é condicionada pela experiência anterior e normalmente abalada pelos problemas de saúde e pelo tratamento farmacológico de condições que afligem os adultos.

De fato, o uso de medicações crônicas é frequente em indivíduos com mais de cinquenta anos de idade, e vários medicamentos, como os anti-hipertensivos e os antidepressivos, afetam negativamente as respostas sexuais. O uso de outras drogas também pode atrapalhar as respostas sexuais e contribuir para mudanças na experiência sexual, para o aparecimento de comportamentos sexuais de risco e, consequentemente, para conflitos conjugais.

As doenças genitais e urinárias são aquelas que mais interferem na saúde sexual. Pacientes com câncer de mama podem ter a área geniturinária afetada e prejudicada em decorrência da dor física e psicológica causada pelo tratamento do câncer. Para melhorar a atrofia vaginal, por exemplo, podem ser utilizadas diversas drogas antiestrogênicas e cremes hidratantes.

As mulheres são mais suscetíveis do que os homens no que diz respeito a experimentar mudanças hormonais específicas, já que, durante toda a sua vida, as variações hormonais sempre influenciaram temporária ou definitivamente suas respostas sexuais. No entanto, fortes evidências têm demonstrado que a idade e as mudanças hormonais não são as únicas responsáveis pelo declínio da saúde sexual observada em mulheres e homens acima de cinquenta anos. O declínio parece ocorrer em resposta a uma série de fatores psicológicos, relacionais e/ou socioculturais.

Fatores psicológicos que afetam a sexualidade

A saúde sexual pode deteriorar-se tanto em razão de problemas médicos quanto de problemas psicológicos, que se tornam cada vez mais frequentes conforme o avançar da vida.

Assim, a deterioração da saúde sexual resulta não apenas dos efeitos primários da doença e do seu tratamento sobre as respostas sexuais, mas também de consequências psicológicas e/ou psiquiátricas, que podem ser oriundas do desenvolvimento e manejo farmacológico da doença ou das vivências pessoais. Independentemente da origem, esses fatores psicológicos acarretam diminuição da autoestima, mudanças na imagem corporal, perda das características juvenis, ganho de peso e depressão.

Aos vinte ou trinta anos de idade, diversos projetos pessoais e profissionais são erguidos com o pensamento de que ainda se tem "toda a vida pela frente". Aos cinquenta anos, projetos concretizados são motivo de orgulho, mas os projetos não realizados causam decepção, e muitos projetos novos têm de ser menos ousados em função do menor tempo restante de vida, do histórico pessoal que não pode ser mudado e da carga negativa trazida pelas experiências frustrantes do passado.

Nesse contexto, é preciso saber envelhecer. Sempre há vida a ser usufruída enquanto se está vivo. Não devemos remoer frustrações de projetos não concretizados na adolescência, mas sim, aproveitar para demonstrar o motivo pelo qual se continua vivo. Ao entender as limitações que não havia outrora, é preciso pôr os pés no chão, criar e reinventar, e também fazer valer a vida que lhe foi agraciada.

Fatores socioculturais que afetam a sexualidade

Sobre o âmbito sociocultural, há muitos aspectos a serem discutidos, mas, a seguir, são citados apenas dois.

Em algumas culturas, é comum que a sexualidade seja reprimida depois que as mulheres perdem sua capacidade reprodutiva. Em geral, esse tipo de atitude e pensamento são de pessoas mais velhas doutrinadas em culturas em que a sexualidade passa a ser considerada como algo obscuro ou vergonhoso.

A dimensão social é aqui representada pelo médico que se propõe a dar assistência a mulheres com mais de cinquenta anos de idade. Esse médico deve aceitar as peculiaridades dessa faixa etária, procurando reintegrá-la para uma vida sexual adequada, sem separar o físico do psicológico e sexual. Já as pacientes têm de fazer a sua parte. A habilidade de um indivíduo em buscar ajustar sua sexualidade às mudanças físicas pertinentes ao envelhecimento e às alterações em outras circunstâncias da vida é condicionada pela saúde psicossexual. Para manter uma boa saúde psicossexual, médico e paciente devem desvendar mitos e evitar expectativas não realistas.

CONSIDERAÇÕES FINAIS

O sexo é algo bom por toda a vida para quem está disposto a usufruir dessa dimensão humana essencial que nos acompanha desde o nascimento. Para a manutenção da boa saúde sexual após os cinquenta anos de idade, é preciso ter não apenas um histórico de boas experiências sexuais, mas também aceitar as mudanças físicas que ocorrem no casal.

Permitir-se ampliar o *script* sexual com sua parceria, de forma a estimular a fantasia e a criatividade, por meio de práticas sexuais desgenitalizadas (com carícias, masturbação ou uso de brinquedos) pode elevar novamente a libido e reaproximar o casal emocionalmente.

LITERATURA CONSULTADA

Sanchez-Borrego R, Molero F, Castaño R, Castelo-Branco C, Honrado M, Jurado AR, et al. Spanish consensus on sexual health in men and women over 50. Maturitas. 2014 Jun; 78(2):138-45.

Sawin EM. The body gives way, things happen: older women describe breast cancer with a non-supportive intimate partner. Eur J Oncol Nurs. 2012; 16(1):64-70.

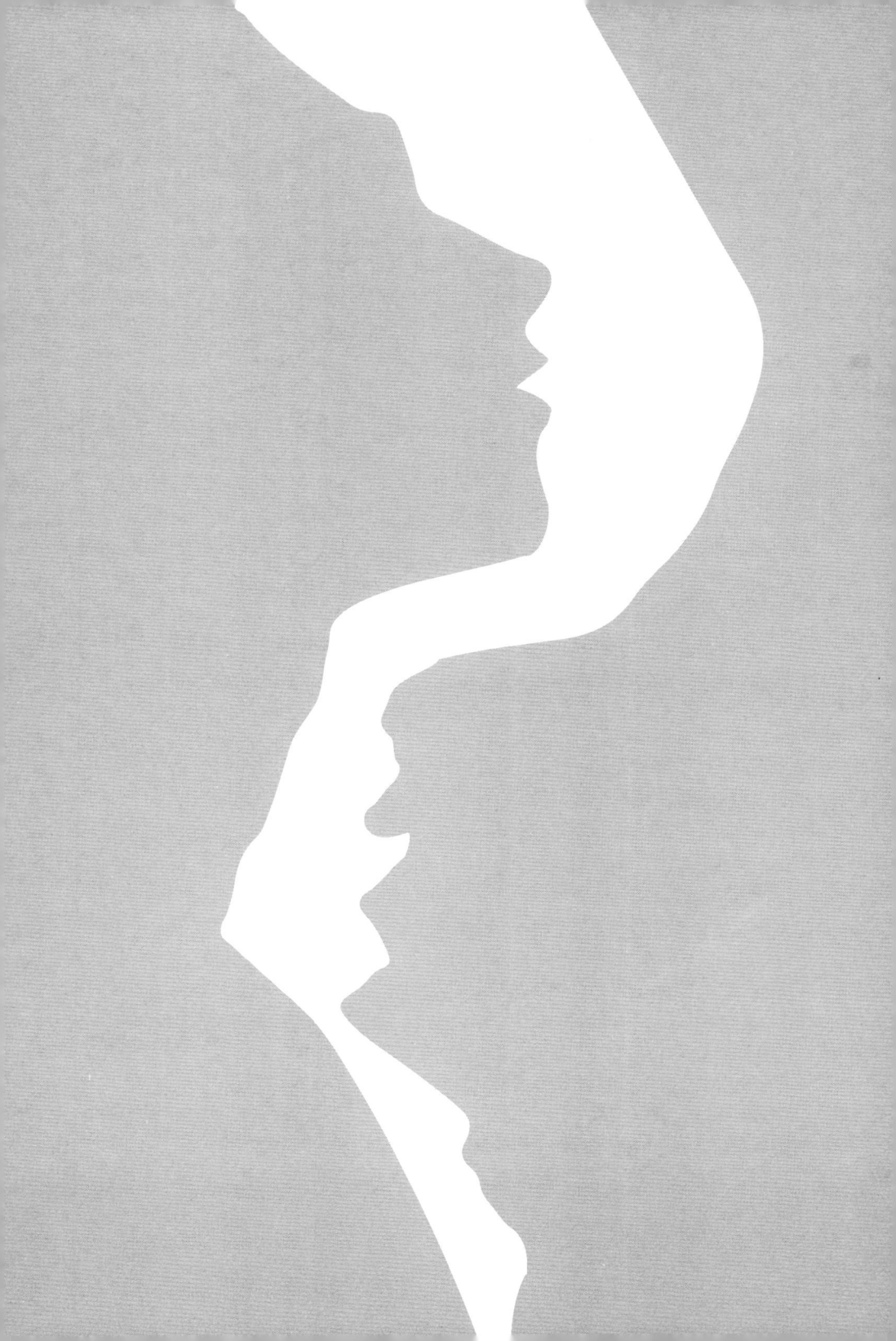

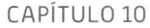

CAPÍTULO 10

SEXUALIDADE E CÂNCER DE MAMA EM MULHERES JOVENS

São consideradas mulheres jovens aquelas com menos de cinquenta anos de idade. Elas representam uma porcentagem relativamente pequena de todas as pacientes recém-diagnosticadas com câncer de mama.

No entanto, seu contexto médico e psicossocial da doença é único, visto que o câncer de mama é diagnosticado no momento mais produtivo da vida. São comuns as preocupações em relação a maternidade, rejeição da parceria, função sexual, imagem corporal, atratividade sexual e carreira. Por todas essas razões, a experiência de diagnóstico e tratamento de câncer de mama entre mulheres jovens requer atenção especial. Pesquisas indicam que o tratamento oncológico pode afetar negativamente o desempenho sexual feminino.

Um estudo revelou que pacientes jovens com câncer de mama, em comparação a mulheres sem diagnóstico de câncer de mama e da mesma faixa etária, têm pior função sexual de forma global, com exceção da masturbação, que parece ser melhor naquelas com diagnóstico de câncer do que nas sem câncer.

O câncer de mama em mulheres pré-menopáusicas, ou em idade reprodutiva, geralmente requer tratamento adjuvante (quimioterapia, radioterapia, imunoterapia ou o conjunto dos três), que acarreta muitas alterações físicas, psicológicas e sociais.

As mulheres jovens sofrem de forma mais severa as alterações da imagem corporal decorrente do tratamento, a ansiedade, os distúrbios do sono, a insatisfação com seus relacionamentos afetivos e o medo da recidiva. Nesse contexto, essas mulheres são mais suscetíveis a disfunções sexuais do que as mulheres mais velhas.

A quimioterapia é um dos maiores fatores de risco de disfunções sexuais, especialmente quando resulta em menopausa induzida por medicação. O tratamento quimioterápico induz a insuficiência ovariana em cerca de 80% das mulheres com mais de quarenta anos e em cerca de 20% das com mais de trinta anos. Por isso, nessa faixa etária, deve-se considerar a criopreservação de óvulos, especialmente nas jovens sem filhos ou sem prole constituída, antes da quimioterapia. Nas casadas, ou com parceria fixa, o preferível seria a criopreservação de embriões. A maioria dos centros de referência em oncologia recomenda adiar a gravidez por pelo menos dois anos após o tratamento do câncer de mama, dependendo da terapia e do tratamento recebido. Todavia, não existe consenso sobre qual seria o melhor momento para a concepção após o término do tratamento, principalmente porque não foi demonstrado que a concepção precoce piore o prognóstico. A estimulação ovariana não está contraindicada, e as mulheres com câncer de mama podem sofrer estimulação ovariana para coleta de óvulos por meio da utilização do tamoxifeno ou dos inibidores da aromatase.

A duração e a gravidade dos problemas sexuais dependem de uma grande variedade de fatores médicos, psicológicos e interpessoais. Esses efeitos secundários podem durar muitos anos após o fim do tratamento.

Sabe-se também que o câncer de mama afeta tanto as pacientes como suas parcerias. A primeira experiência sexual após a cirurgia pode ser um ponto de viragem na adaptação sexual em casais, e a comunicação do casal é crucial nesse processo. No que diz respeito à atuação do médico, é necessário maior envolvimento e conhecimento acerca das dificuldades sexuais e do processo de adaptação sexual de jovens sobreviventes de câncer de mama e suas parcerias. É primordial conhecer os fatores protetores e de risco a fim de identificar casais em risco de disfunções sexuais e, assim, apoiá-los profissionalmente da melhor maneira e no momento certo.

LITERATURA CONSULTADA

Herbenick D, Reece M, Hollub A, Satinsky S, Dodge B. Young female breast cancer survivors: their sexual function and interest in sexual enhancement products and services. Cancer Nurs. 2008 Nov-Dec; 31(6):417-25.

Mendoza N, Molero F, Criado F, Cornellana MJ, González E. Sexuality In Breast Cancer Survivors Group. Sexual health after breast cancer: Recommendations from the Spanish Menopause Society, Federación Española de Sociedades de Sexología, Sociedad Española de Médicos de Atención Primaria and Sociedad Española de Oncología Médica. Maturitas. 2017; 105:126-31.

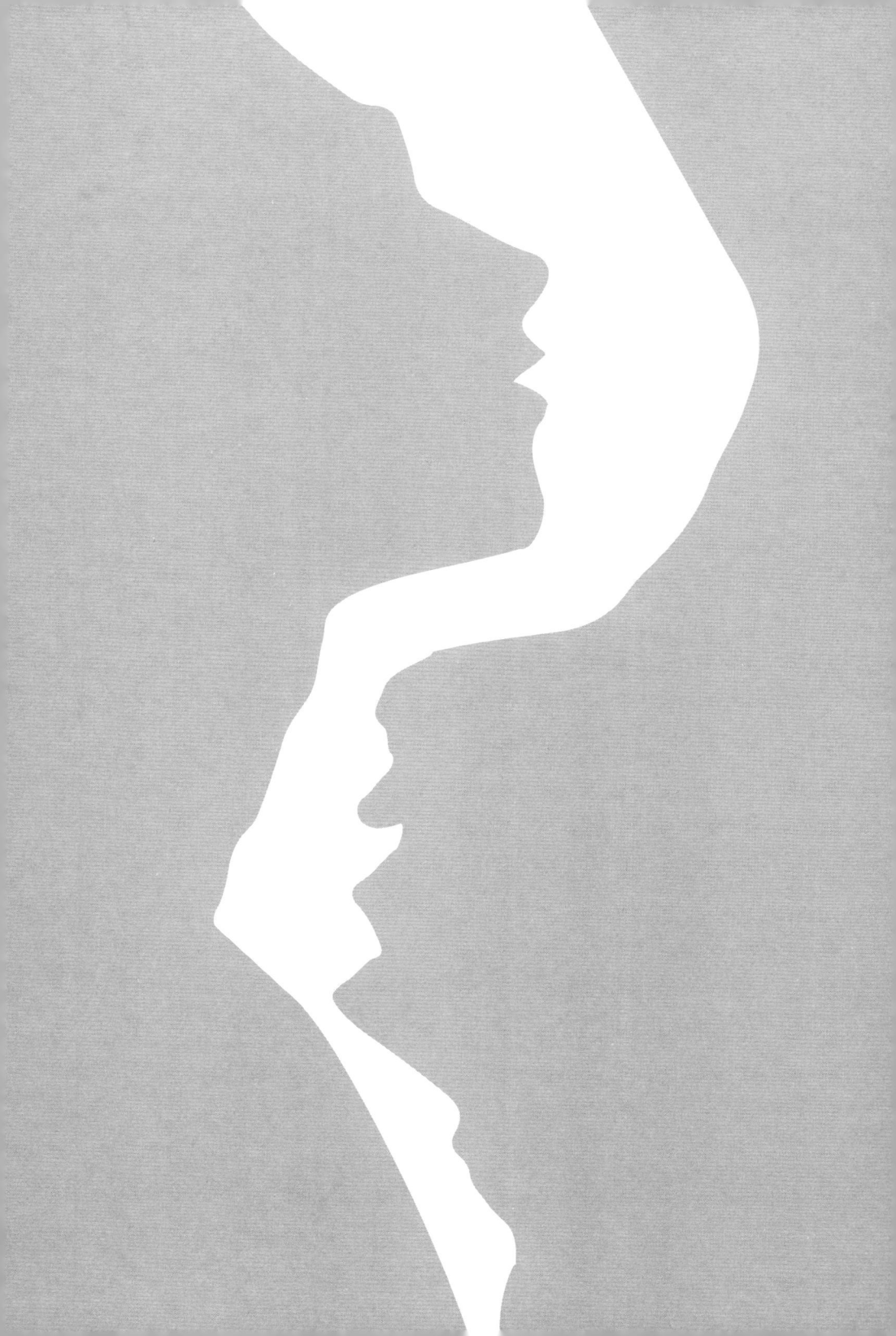

CAPÍTULO 11

SEXUALIDADE NOS CASAIS HOMOAFETIVOS

INTRODUÇÃO

As mulheres com diferentes orientações sexuais representam as minorias sexuais, definidas como homossexuais, bissexuais e transexuais. Comumente, essas mulheres enfrentam mais problemas relacionados à saúde mental do que as heterossexuais. Um estudo publicado em 2012 por Boehmer et al. demonstrou exatamente isso. Os autores recrutaram, por meio do registro estadual de câncer, em Boston, mulheres heterossexuais, bissexuais e homossexuais, revisaram e estratificaram o nível de ansiedade e depressão ao longo do tratamento do câncer de mama. Ao final, constataram que mulheres homo e bissexuais têm mais problemas de depressão e transtornos de ansiedade durante a vida em comparação com as heterossexuais.

Do ponto de vista sociocultural, os preconceitos de orientação sexual e de gênero configuram um estresse crônico determinado pela dificuldade de a sociedade aceitar uma orientação sexual "fora do padrão" e, pior, pela resistência em considerar isso possibilidade. Além disso, a discriminação pertinente também ocorre principalmente porque muitas mulheres se retraem e omitem suas escolhas, diminuindo as estatísticas que permitiriam garantir o número correto na população nacional e, assim, retraindo a reivindicação de seus direitos.

HETEROSSEXUAIS *VERSUS* MULHERES DE MINORIAS SEXUAIS: SEXUALIDADE NO CÂNCER DE MAMA

Em relação ao câncer de mama, ainda são inconsistentes os estudos que procuram relacionar o risco e a incidência de câncer de mama em mulheres de minorias sexuais. Essas mulheres, infelizmente, também são muito negligenciadas nas pesquisas sobre a função sexual.

Há uma tendência de que essas minorias sexuais femininas manifestem fatores de risco para câncer de mama mais elevados em comparação com mulheres heterossexuais, em virtude da maior taxa de obesidade, da maior ingestão de álcool, de serem nulíparas (não tiveram filhos) e por não terem assim a oportunidade de amamentar.

Um importante estudo feito pela Boston University, apresentado em duas publicações em 2012 (Boehmer e White) e 2013 (Boehmer et al.), analisou a função sexual de mulheres heterossexuais e mulheres de minorias sexuais, todas com câncer de mama.

Os resultados do estudo são enumerados a seguir.

1. O estudo averiguou que pacientes homo e bissexuais com câncer de mama apresentaram índices de depressão discretamente maiores que as heterossexuais com o mesmo diagnóstico. Detectou-se que, em razão disso, elas necessitam, com muito mais frequência, de estabilizadores do humor ou antidepressivos durante o tratamento do câncer de mama. Contudo, foi justificado que muitas delas já haviam feito uso desses medicamentos anteriormente e que, diante de situações adversas, como um diagnóstico de câncer, são necessárias novas formulações, associações ou aumento nas doses medicamentosas.

2. As pacientes homossexuais tratadas com radioterapia tiveram mais depressão do que as heterossexuais.

3. Os antidepressivos foram mais eficientes nas heterossexuais do que nas homossexuais.

4. Independentemente de serem homo ou heterossexuais, as pacientes que possuíam mais renda, mais instrução, maior faixa etária e plano de saúde tiveram menos depressão.

5. As pacientes com câncer de mama e com histórico de discriminação social ou racial, independentemente da orientação sexual, tiveram mais depressão do que as pacientes brancas e as de nível socioeconômico mais elevado.

6. O casamento homossexual esteve relacionado a menores índices de ansiedade e de depressão e maior aceitação da doença, em comparação com o casamento heterossexual. É válido ressaltar que o estudo englobou muitas pacientes que residiam no estado de Massachusetts, EUA, onde o casamento homossexual é legalizado.

7. No que se referiu às dificuldades sexuais, os autores demonstraram que as mulheres com câncer de mama pertencentes a minorias sexuais apresentaram menores taxas de disfunções sexuais com o tratamento da doença, em comparação com as heterossexuais.

Como discutido anteriormente, os problemas sexuais das mulheres heterossexuais giram na esfera fisiológica, psicológica e interpessoal; e os estudos científicos frequentemente negligenciam as minorias sexuais, particularmente as homossexuais definidas como homossexuais ou as bissexuais, que relatam preferência por uma parceria feminina. Por isso, pouco se sabe sobre preditores específicos da função sexual em mulheres de minoria sexual.

Fobair et al. (2001) e Arena et al. (2006) analisaram a função sexual de pacientes com câncer de mama em homo/bissexuais e heterossexuais. Ambos os estudos não encontraram diferenças significativas na frequência e na satisfação sexual entre as heterossexuais e as homossexuais. Arena et al. (2006) não encontraram diferenças entre as heterossexuais e as homossexuais em relação à satisfação sexual de uma forma geral e à afeição demonstrada pela parceria. Contudo, em relação ao companheirismo, houve diferenças detectadas pelos dois estudos. No estudo de Fobair (2001), as homossexuais, em comparação com as heterossexuais, foram significativamente mais propensas a relatarem que suas parcerias as faziam se sentir mais amadas e cuidadas, estavam dispostas a ouvir e dividiam as tarefas diárias, dando maior sensação de companheirismo e cumplicidade sobre as circunstâncias adversas criadas pela doença. Em contrapartida, no estudo de Arena et al., para as homossexuais, o fato de ter ou não uma parceria sexual não foi tão importante para ter uma vida sexual satisfatória, como é para as heterossexuais – aspecto também averiguado no estudo publicado em 2012 por Boehmer e White.

Os estudos que se preocupam em identificar as diferenças na função sexual entre heterossexuais e homo/bissexuais registraram que a frequência e a satisfação sexuais são similares nos dois grupos, mas que as homossexuais têm menos interrupções em suas relações sexuais durante o tratamento e o seguimento oncológico.

É notável que há diferenças entre as heterossexuais e as homossexuais no que diz respeito à forma de expressão, ao ato ou à atividade sexual em busca do prazer. Enquanto nas primeiras a norma do intercurso sexual se baseia na penetração vaginal pelo pênis masculino, nas homossexuais, a norma é baseada em uma diversidade maior que visa ao orgasmo, tendo como pilares o sexo oral, a penetração vaginal com os dedos e a mútua masturbação. Adicionalmente, para as homossexuais, os encontros sexuais têm maior duração em comparação com as mulheres heterossexuais. Em virtude dessas diferenças na expressão sexual, estudos cujos resultados se baseiam na comparação entre mulheres hetero e homo/bissexuais podem não ser válidos para capturar todo o espectro de alterações da função sexual após o diagnóstico de câncer de mama. Desse modo, para se obter dados mais precisos e melhores estimativas da prevalência de problemas sexuais relacionados ao diagnóstico e tratamento da doença, seria preferível comparar a função sexual das mulheres homossexuais sem câncer com a daquelas diagnosticadas e tratadas por câncer de mama.

HOMOSSEXUAIS COM CÂNCER *VERSUS* SEM CÂNCER

A análise feita por estudo de Boehmer et al. (2014) registrou os problemas sexuais enfrentados por 85 mulheres homossexuais após o diagnóstico e tratamento por câncer de mama em comparação com 85 mulheres também homossexuais sem câncer de mama. Observou-se que:

- as homossexuais com histórico de câncer de mama tiveram menor frequência sexual, menos desejo, menos dificuldade em atingir o orgasmo e menos dor vaginal nas manipulações de excitação, mas, comparando com as homossexuais sem câncer, essas variações foram discretas e pouco significativas – diferentemente do que ocorre nas mulheres heterossexuais que padecem ou não de câncer de mama;
- as homossexuais com câncer de mama aderem com regularidade ao uso de lubrificantes vaginais;
- o câncer não afetou significativamente a excitação ou a satisfação sexual nem a lubrificação vaginal das pacientes homossexuais, embora haja um declínio durante e após o tratamento;
- em ambos os grupos, a menopausa precoce, muitas vezes relacionada ao tratamento de câncer de mama, foi um preditor de declínio no desempenho sexual, porém, esse declínio relacionou-se principalmente à diminuição da frequência sexual, do desejo e da lubrificação. Por outro lado, independentemente de terem sofrido uma menopausa precoce artificial, as homossexuais com câncer apresentaram diminuição da excitação sexual e dor vaginal.

Esse estudo em questão revelou um dado interessante. Nas pacientes homossexuais com câncer de mama, o fato de ter ou não uma parceria sexual não foi um ponto que determinou a melhora ou a piora da função sexual. Isso difere do observado em pacientes heterossexuais tratadas por câncer de mama, para as quais ter uma parceria foi fundamental para a diminuição da função sexual. A descoberta de que a função sexual nas homossexuais não está relacionada à disponibilidade de uma parceria oferece novas perguntas a serem respondidas em estudos futuros acerca do funcionamento e da dinâmica de relacionamento. Esses dados propiciam mais apoio à ideia, ainda não totalmente comprovada, do maior envolvimento das homossexuais em comportamentos autossexuais.

HOMOSSEXUAIS *VERSUS* BISSEXUAIS

Um outro ângulo também é relevante para as pesquisas: as diferenças entre as próprias representantes das minorias sexuais femininas sem câncer. Vários estudos que confrontaram dados de homossexuais e bissexuais encontraram diferenças demográficas específicas.

Como exemplos citam-se, novamente, os estudos feitos pela Boston University. O estudo de 2012, de Boehmer et al., atestou que as homossexuais tiveram maior facilidade em expor seus problemas sexuais ao profissional de saúde que a assistia, em comparação com as bissexuais. Outro estudo de Boehmer et al. (2013) observou que as homo e bissexuais assumidas tiveram menos dificuldade de adaptação à situação do câncer de mama, em comparação com mulheres que relataram ter relação sexual com outras mulheres, mas não se assumiam como homo ou bissexuais.

Outro estudo que avaliou as representantes das minorias sexuais foi realizado pela University of California e publicado em 2010, incluindo 662 mulheres que se identificaram como homossexuais ou bissexuais. Corroborou-se que, na maioria das vezes, as homossexuais têm uma parceria fixa do mesmo sexo e que cerca de 50% delas vivem com essa parceria, enquanto 90% das mulheres bissexuais relatam viver com alguém do sexo oposto e apenas uma pequena porcentagem vive com uma parceria do mesmo sexo. Na comparação com mulheres bissexuais, as homossexuais identificam-se mais fortemente como parte de uma minoria sexual, inclusive mais ligadas à comunidade de lésbicas, gays, bissexuais, travestis, transexuais e transgêneros (LGBT); e são mais propensas a revelar sua orientação sexual.

Outros estudos revelam diferenças no nível de estresse crônico entre mulheres homo e bissexuais. As mulheres bissexuais têm piores resultados tanto de saúde física quanto mental, em comparação com as homossexuais. As homossexuais que tiveram um diagnóstico de longa data de câncer de mama e que convivem com uma parceria fixa têm um relacionamento sexual mais prazeroso do que as bissexuais que vivem com uma parceria do sexo oposto.

Alguns estudos revelaram possíveis explicações para o sofrimento das minorias sexuais femininas em virtude de sua orientação sexual. Um deles (Herek et al., 2010) observou que essas pacientes têm dificuldade de revelar sua orientação sexual aos profissionais de saúde especializados em oncologia, porque temem a rejeição ou reações negativas dos médicos, o que proporciona uma carga adicional ao diagnóstico, e receiam sobre a sobrevivência ao câncer de mama. Isso comprova que as pacientes pertencentes a minorias sexuais, além da própria doença, carregam o fardo adicional do sigilo sobre sua orientação sexual. Por isso, elas têm dificuldades em acessar serviços de apoio disponíveis para pacientes com câncer de mama e, quando encontram, sentem-se "estranhas no ninho", já que pensam que estão à prova de serem aceitas pelas demais participantes com orientações sexuais e experiências de vida diferentes das delas.

Para reduzir a angústia relacionada à discriminação frequentemente sofrida, é aconselhável que as mulheres de minorias sexuais comecem assumindo sua orientação sexual ao profissional de saúde com o intuito de abrir um canal de comunicação para discutir com mais embasamento os problemas relacionados ao diagnóstico de câncer e às disfunções sexuais.

Recomendações

Se você estiver em um relacionamento do mesmo sexo, são oferecidas, a seguir, algumas recomendações bem úteis.

É importante sentir que sua sexualidade é respeitada ao discutir como o tratamento irá afetá-la. Reconhecer e valorizar sua sexualidade é uma parte crucial do apoio recebido.

Sua equipe médica deve falar abertamente sobre suas necessidades sexuais e apoiá-la durante o tratamento. Tente encontrar um médico, enfermeiro ou profissional de saúde que a ajude a se sentir à vontade para conversar sobre questões e relacionamentos sexuais, para expor com segurança sua orientação sexual, seja como a define – homossexual, bissexual, transexual ou intersexual. A primeira pessoa que não deve ter tabu ou preconceito em relação a isso é a própria paciente.

Se você tem uma parceria, leve-a aos seus compromissos. Isso mostrará ao seu médico que essa pessoa é importante para você e permitirá que seja incluída em discussões e planos de tratamento.

BOA SAÚDE SEXUAL

No estudo realizado pela Boston University (Boehmer e White, 2012), verificou-se que a função sexual é mais preservada quando a paciente, independentemente da orientação sexual, se sente mais atraente e quando são atenuados os efeitos urogenitais, particularmente dor genital e atrofia genital, decorrentes do tratamento ou do estado da menopausa. Portanto, durante o tratamento de câncer de mama é essencial trabalhar a percepção da imagem corporal e corrigir os sintomas urogenitais. Podem ser recomendadas doses baixas de estrogênio vaginal e fisioterapia do assoalho pélvico e, em casos selecionados, o uso da *laser*terapia ou da radiofrequência para melhorar a lubrificação vaginal. Na vigência de menopausa, deve-se orientar a paciente sobre a necessidade da maior intensidade e duração do estímulo sexual – que pode ser conseguido por meio do uso de dispositivos mecânicos, como vibradores e cones vaginais de pompoarismo, e de lubrificantes e hidratantes vaginais.

LITERATURA CONSULTADA

Arena PL, Carver CS, Antoni MH, Weiss S, Ironson G, Durán RE. Psychosocial responses to treatment for breast cancer among lesbian and heterosexual women. Women Health. 2006; 44:81-102.

Boehmer U, Glickman M, Winter M. Anxiety and depression in breast cancer survivors of different sexual orientations. J Consult Clin Psychol. 2012; 80(3):382-95.

Boehmer U, Glickman M, Winter M, Clark MA. Long-term breast cancer survivors' symptoms and morbidity: differences by sexual orientation? J Cancer Surviv. 2013;7(2):203-10.

Boehmer U, Ozonoff A, Timm A, Winter M, Potter J. After breast cancer: sexual functioning of sexual minority survivors. J Sex Res. 2014; 51(6):681-9.

Boehmer U, Timm A, Ozonoff A, Potter J. Explanatory factors of sexual function in sexual minority women breast cancer survivors. Ann Oncol. 2012; 23(11):2873-8.

Boehmer U, White JL. Sexual minority status and long-term breast cancer survivorship. Women Health. 2012; 52(1):71-87.

Brown JY, Tracy JC. Lesbian and cancer: an overlooked health disparity. Cancer Causes Control. 2008; (10):1009-20.

Burleson MH, Trevathan WR, Gregory WL. Sexual behavior in lesbian and heterosexual women: relations with menstrual cycle phase and partner availability. Psychoneuroendocrinology. 2002 May; 27(4):489-503.

Ebin J. Why bisexual health? Journal of Bisexuality. 2012; 12:168-77.

Fobair P, O'Hanlan K, Koopman C, Classen C, Dimiceli S, Drooker N, et al. Comparison of lesbian and heterosexual women's response to newly diagnosed breast cancer. Psychooncology. 2001; 10:40-51.

Herek GM, Norton AT, Allen TJ, Sims CL. Demographic, psychological, and social characteristics of self-identified lesbian, gay, and bisexual adults in a US probability sample. Sex Res Social Policy. 2010; 7(3):176-200.

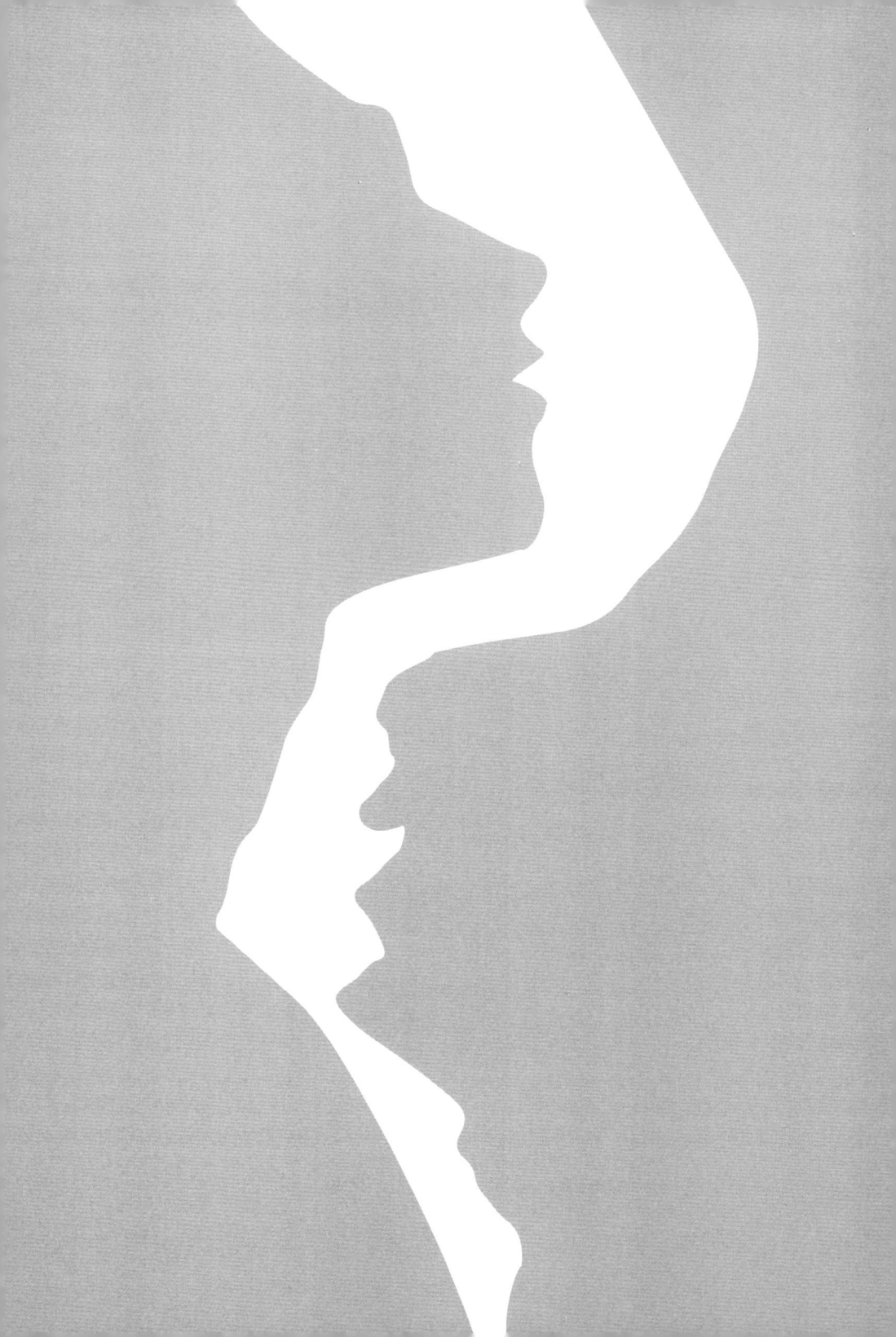

CAPÍTULO 12

A PARCERIA SEXUAL

INTRODUÇÃO

Claramente, dentre as doenças pelas quais a mulher pode ser acometida, o câncer de mama é a que mais causa temor. O impacto do câncer de mama na saúde sexual é maior em mulheres que apresentam, antes do diagnóstico, história de problemas psicológicos, com percepções e expectativas especialmente negativas em relação à sua vida, como depressão, baixa autoestima, pouco apoio social e familiar e, quando existente, relação conjugal precária.

Diante de um problema "novo", todas as pessoas assumem uma atitude de luto e de questionamento insistente, buscando explicação e resposta para tudo. O luto é toda perda pela qual uma pessoa passa, seja a morte de um ente querido, o diagnóstico de um câncer que desperta a reflexão sobre a brevidade da vida, a mutilação de um órgão, uma separação conjugal e, até mesmo, a perda de uma situação social de conforto, como a moradia ou o emprego. A psiquiatra suíça Elisabeth Kübler-Ross postula que quem enfrenta o luto normalmente alterna entre cinco fases de comportamento (negação, raiva, barganha, depressão e aceitação), que podem ocorrer em qualquer ordem ou quantidade, todas simultaneamente ou uma de cada vez, e durar de seis meses a mais de um ano.

O ENVOLVIMENTO DA PARCERIA E O IMPACTO NA RELAÇÃO CONJUGAL

Inevitavelmente, a parceria da mulher com câncer de mama acompanha todas as fases pelas quais ela passa, experimentando estresse psicológico e emocional em conjunto. Além de lidar psicologicamente com o diagnóstico e o tratamento de suas parcerias, podem se tornar cuidadores delas em caso de tratamentos mais complexos, com algum grau de dependência física. Consoante as condições financeiras da família acometida pelo diagnóstico de câncer, a parceria pode ter de se licenciar ou se demitir de seu emprego e de seu convívio social para cuidar da sua parceria, repercutindo na sua qualidade de vida, que inclui sua própria saúde sexual.

Em 2012, um levantamento feito pelo Instituto de Pesquisa Data Popular, a pedido do Instituto Avon, documentou informações de 400 homens e 240 mulheres, ouvidos em cinquenta cidades das cinco regiões do país. Entre os homens, 38% consideraram que o diagnóstico do câncer de mama pode dissolver um relacionamento ou casamento e 75% deles acharam que o câncer leva a uma depreciação da vaidade da mulher. As mulheres, por outro lado, em 42% dos casos escolheram o marido como a primeira pessoa a compartilhar o diagnóstico do câncer, seguido pela mãe em 24% e pelos filhos em 20%.

A qualidade do relacionamento conjugal pode ser considerada o preditor mais importante na satisfação da função e do desejo sexual, tanto ao diagnóstico como durante e após o tratamento. Muitas vezes, essa condição é mais expressiva do que a intensidade do dano corporal causado pelo câncer de mama.

À primeira impressão, os problemas conjugais estariam relacionados ao diagnóstico, ao tratamento e às modificações físicas e hormonais decorrentes de todo o processo que objetiva a cura. Por outro lado, na prática clínica, certifica-se que as adversidades no relacionamento se derivam da escolha da parceria como amparo para compartilhar, quase exclusivamente, todas as dúvidas e os temores relacionados ao tratamento do câncer e seu prognóstico. Isso ocorre porque a parceria passa a ter um esgotamento decorrente do inesperado diagnóstico do câncer, tanto em razão do seu desconhecimento sobre os detalhes do tratamento quanto, sobretudo, pela falta de preparo para ser responsável por tantas funções relacionadas a suportes assistencial e psicológico.

Em razão da afetividade e da proximidade, a mulher a seleciona para dividir diariamente todos os seus medos e conflitos. As perguntas acerca do estado atual da doença e do que vai acontecer são diárias e repetitivas. As dúvidas, em sua maioria, são de caráter médico, acerca do prognóstico, dos efeitos do tratamento, das limitações ao término deste, da sexualidade e do medo de uma recidiva. Como, infelizmente, a paciente não tem um médico ou terapeuta disponível diariamente para tranquilizá-la, respondendo a todos esses questionamentos, a eleita a ser ouvinte, psicólogo ou terapeuta é a parceria, que nem sempre está preparada para as respostas e, quando as têm, nem sempre são convincentes por faltar a sustentação técnica tão usual aos profissionais da saúde. Mesmo assim, diariamente a parceria tem de acumular as funções de médico, terapeuta e amigo, e se depara com tentativas seguidas de respostas não concludentes ou, então, contraditórias ao previamente informado pelo médico, porque ela acha melhor arriscar alguma argumentação do que ficar em silêncio diante das angústias e dos desconfortos que perseguem sua parceria o dia todo.

Conforme o tempo passa, esse cenário leva a parceria à estafa, à exaustão e à frustração por não poder ajudar efetivamente a mulher que ama. Muitas vezes, isso evolui para uma sensação de fracasso, para o distanciamento e, até mesmo, para a separação.

A INCLUSÃO DA PARCERIA NO DECURSO DO CÂNCER VISANDO À BOA SAÚDE SEXUAL DO CASAL

Os principais problemas que afastam o casal e diminuem o interesse sexual são muito mais relacionados aos aspectos emocionais de esgotamento, fracasso, distanciamento e à falta de preparo da parceria do que aos físicos ou à deficiência dos esteroides sexuais.

Por todos os motivos expostos anteriormente, não apenas a mulher com câncer de mama, mas também sua parceria – e toda a família próxima à paciente – precisa de suporte psicológico para saber como enfrentar essa fase difícil. No entanto, quando as pacientes não desejam envolver suas parcerias, isso deve ser respeitado.

É importante a parceria receber informações e aconselhamento e participar das decisões sobre o tratamento.

A inclusão da parceria em programas de suporte ou terapia sexual é essencial. Na maioria das vezes, as dificuldades sexuais baseiam-se em relações de casal, especialmente para as mulheres jovens cujas parcerias estão menos preparadas para lidar com a doença da mulher.

A terapia sexual baseada na inclusão do casal parece ser eficaz e aceita para abordar problemas sexuais em pacientes com câncer de mama. Essas intervenções foram associadas a melhorias na fisiologia sexual, na autoimagem e no relacionamento, além de melhorar o bem-estar psicológico da paciente e sua parceria.

EM UM NOVO RELACIONAMENTO

Muitas mulheres enfrentam o câncer e seu tratamento sem o apoio de uma parceria. Por causa das sequelas do tratamento, a mulher pode não desejar estar em um relacionamento, seja temporariamente ou a longo prazo. É uma reação natural e é sua escolha. Afinal, pode parecer assustador encontrar uma nova parceria diante das grandes alterações corporais causadas pelo tratamento ou em decorrência de não se sentir tão atraente como antes.

No entanto, com o tempo, a mulher pode querer conhecer novas pessoas e, possivelmente, começar um relacionamento. Algumas sobreviventes de câncer dizem que um novo relacionamento ajudou a restaurar sua confiança sexual.

Mesmo que seja menos relevante do que a mulher imagina, é difícil para ela dizer a uma nova parceria em sua vida que fez uma mastectomia, uma reconstrução mamária ou uma quadrantectomia, bem como explicar qualquer problema de fertilidade, especialmente se teve câncer quando jovem. É natural se preocupar com a reação do próximo ao ver seu corpo pela primeira vez.

Em um novo relacionamento, a atração é sempre uma combinação de aspectos físicos e emocionais. A atração física pode justificar, ou ser o primeiro passo no início de um relacionamento, mas que se mantém efetivamente em função da atração emocional, do prazer de estarem juntos, de sorrirem e de apresentarem afinidades por trivialidades do dia a dia. A grandeza desses sentimentos aumenta a paixão, que passa a ser maior do que as pequenas sequelas físicas do tratamento. Sexo é uma prática física, causa prazer por instantes, mas sem amor, causa frustração ao longo do tempo e não cria a cumplicidade em um casal desejoso de compartilhar a vida em sua plenitude.

CONSIDERAÇÕES FINAIS

Em qualquer circunstância, com ou sem parceria ou em um novo relacionamento, a mulher não deve se precipitar, mas, sim, trabalhar seu tempo para se sentir à vontade em relação à sua saúde sexual – como já explicitado em outros capítulos deste livro. Para isso, o ideal é procurar ajuda na psicoterapia e também na fisioterapia de reabilitação.

LITERATURA CONSULTADA

Cancer Council Australia. Sexuality, intimacy and cancer: a guide for people with cancer and their partners. Sidney: Cancer Council Australia, 2016.

Dorval M, Maunsell E, Deschênes L, Brisson J, Mâsse B. Long-term quality of life after breast cancer: comparison of 8-year survivors with population controls. J Clin Oncol. 1998; 16(2):487-94.

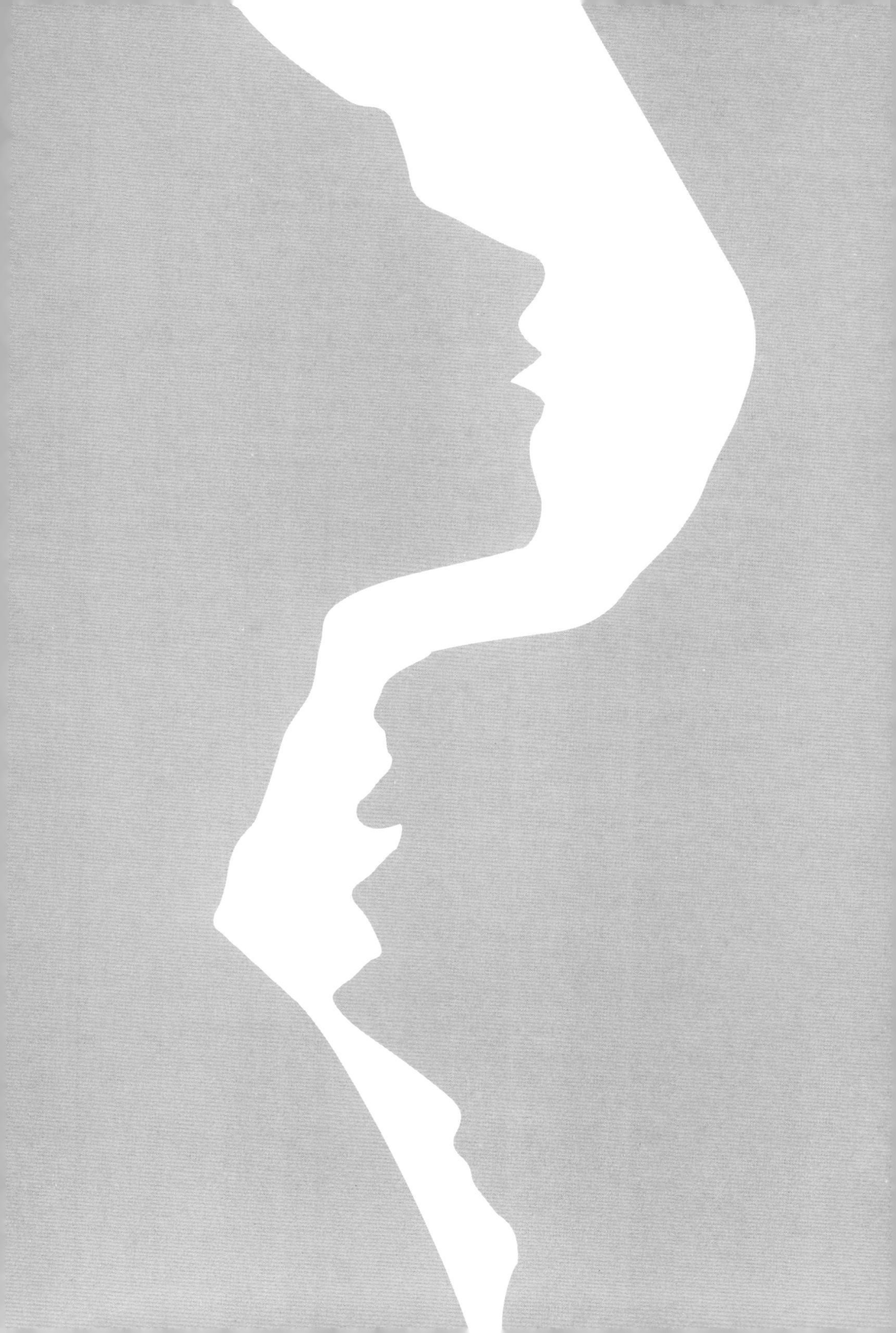

CAPÍTULO 13

SEXUALIDADE NO HOMEM COM CÂNCER DE MAMA

O câncer de mama masculino é uma doença rara e há poucos dados sobre a sua epidemiologia.

Calcula-se que apenas 10 a 15% de todos os casos de câncer de mama são hereditários; destes, cerca de 50% estão relacionados à mutação dos genes *BRCA1* e *BRCA2*. No caso de acometer indivíduos do gênero masculino, deve-se considerar que um caso de câncer de mama masculino em parente de primeiro grau pode se relacionar ao gene autossômico dominante *BRCA2*.

O gênero é o principal fator de risco, uma vez que a cada 100 casos de câncer de mama diagnosticados, 99 acometem mulheres para apenas um homem. Isso decorreria de níveis estrogênios mais elevados nas mulheres em comparação com o homem. Portanto, como já discutido, a exposição estrogênica durante a vida seria o principal fator de risco para o câncer de mama.

É mais comum o câncer de mama acometer homens solteiros e sem filhos, bem como entre aqueles com ginecomastia. As evidências epidemiológicas coletivas sugerem que a elevação da produção de estrogênio ou condições endócrinas que reduzem o desejo sexual poderiam ser o padrão hormonal subjacente do câncer de mama masculino. Homens com déficit androgênico decorrente do envelhecimento, com diminuição dos níveis sanguíneos da testosterona livre e total e perda de massa muscular, podem apresentar níveis mais elevados de estrogênio, produzindo efeito sobre as mamas.

Um estudo dinamarquês publicado por Sørensen et al. em 1998 comparou a incidência de câncer de mama em 11.642 homens com cirrose com 49.687 sem cirrose. Sabe-se que o estrogênio é metabolizado no fígado antes de ser eliminado por ele, fenômeno chamado de metabolismo hepático. Assim, nos pacientes com cirrose, que têm a função hepática reduzida, existe um aumento dos níveis circulantes de estrogênio, elevando a chance de desenvolver câncer de mama.

A maior ocorrência do câncer de mama em homens solteiros sem filhos pode estar relacionada à diminuição do desejo sexual e da libido, que poderia decorrer de níveis mais elevados de estrogênio, proporcionalmente aos níveis de testosterona. Esses pacientes teriam um número de orgasmos menor durante a vida em decorrência da redução do desejo sexual.

O tabagismo é associado com diminuição dos níveis de estrogênio, tanto em homens como em mulheres. Tal hábito, que é deletério (prejudicial) a outros órgãos, é associado com riscos menores de câncer de mama.

Por ser uma doença comumente feminina, o câncer de mama no homem é comumente equiparado com os aspectos pertinentes ao câncer de mama na mulher. As pesquisas acerca da qualidade de vida pós-tratamento no homem são escassas. Com frequência, em virtude do pequeno volume mamário e de a questão estética não ser prioridade, os homens são tratados fundamentalmente com a mastectomia radical.

Estudo realizado por Kowalski et al. (2012) na Universität zu Köln, Alemanha, com 84 homens com câncer de mama, demonstrou que eles apresentam melhor qualidade de vida que as mulheres nos quesitos depreciação da imagem corporal, vitalidade, convivência social, dor física e depressão.

Nas mulheres, as consequências físicas e emocionais das terapias do câncer de mama são bem documentadas. Entretanto, o ambiente hormonal masculino é distinto e os efeitos colaterais das terapias hormonais e quimioterápicas podem ser amenos.

Em 2013, foi publicado um estudo de Ruddy et al. que incluiu quatro grandes centros oncológicos dos Estados Unidos, em que foram analisados 38 homens com câncer de mama, cuja função sexual foi avaliada a partir de questionário semelhante ao utilizado em pacientes tratados por câncer de próstata (EPIC Score – índice expandido de câncer de próstata composto). Em um escore que vai de 0 a 100, os pacientes tratados nesse estudo receberam 43,5, ou seja, pontuação muito ruim para a função sexual. Em outros estudos, homens não acometidos por câncer tiveram escore médio em torno de 61,5. Não houve diferenças significativas para aqueles pacientes que receberam tratamento hormonal, tanto com tamoxifeno, que reduz a ação dos estrogênios em seus receptores, quanto com os inibidores da aromatase, que reduzem a produção de estrogênio e testosterona. No que se referiu à ansiedade e à depressão, os pacientes foram avaliados pela escala HADS (escore hospitalar de ansiedade e depressão). O escore avaliou a função sexual, além da depressão e da ansiedade, a partir de questionários utilizados previamente em pacientes com câncer de próstata. Embora alguns estudos apresentem que os homens sofrem menos depressão e ansiedade em comparação com as mulheres, nesse estudo de Ruddy et al., que é mais recente, os homens atingiram taxas semelhantes às observadas nas mulheres, com 79% de depressão e 68% de ansiedade.

Em virtude de a idade média ao diagnóstico ser um pouco mais avançada em comparação com a das mulheres, os homens não se preocupam com as repercussões do tratamento hormonal e/ou quimioterápico sobre a fertilidade. Caso manifestem desejo de fertilidade, eles são orientados a proceder a criopreservação dos espermatozoides, além de pesquisa de mutação do gene *BRCA2*, mais comum nos homens com câncer de mama e de transmissão autossômica dominante.

LITERATURA CONSULTADA

Kowalski C, Steffen P, Ernstmann N, Wuerstlein R, Harbeck N, Pfaff H. Health-related quality of life in male breast cancer patients. Breast Cancer Res Treat. 2012; 133(2):753-7.

Petridou E, Giokas G, Kuper H, Mucci LA, Trichopoulos D. Endocrine correlates of male breast cancer risk: a case-control study in Athens, Greece. Br J Cancer. 2000 Nov; 83(9):1234-7.

Ruddy KJ, Giobbie-Hurder A, Giordano SH, Goldfarb S, Kereakoglow S, Winer EP, et al. Quality of life and symptoms in male breast cancer survivors. Breast. 2013; 22(2):197-199.

Sørensen HT, Friis S, Olsen JH, Thulstrup AM, Mellemkjaer L, Linet M, et al. Risk of breast cancer in men with liver cirrhosis. Am J Gastroenterol. 1998 Feb; 93(2):231-3.

MENSAGEM FINAL

O câncer de mama é o primeiro em frequência na população feminina. O diagnóstico, em qualquer estádio clínico, termina por afetar psicologicamente a mulher. Sendo o tratamento mais complexo, o risco de ocorrerem depressão e de disfunções hormonais é maior, afetando a sexualidade da mulher.

O médico deve estar atento em não limitar as atenções apenas na terapêutica oncológica, mas interrogar e prestar atendimento aos problemas depressivos e às disfunções sexuais.

Da mesma forma, a mulher deve interpelar aquele que faz seu atendimento e expressar todos os problemas que acompanharam o diagnóstico e o tratamento. Existe uma ampla gama de alternativas para melhorar muito a sexualidade da mulher, mas depende fundamentalmente de enumerar com detalhes as queixas ao seu médico, bem como ter apoio irrestrito de sua parceria.

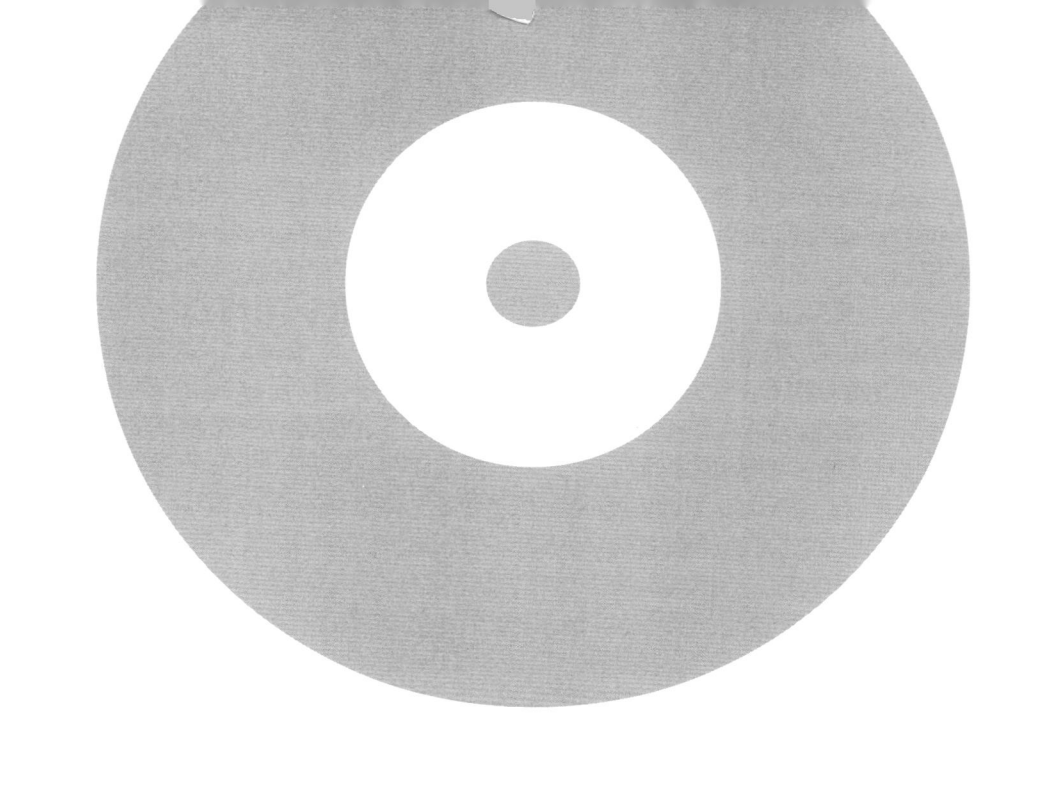